JN273996

Systematic Kampo Learning Method

本当に明日から使える漢方薬シリーズ ③

簡単♥モダン・カンポウ

効率的に勉強する、画期的かつ
まったく新しい漢方勉強メソッド

著｜**新見正則** 帝京大学 医学部 外科 准教授

▶ **5つのステップでマスターするモダン・カンポウ**

納得 ▶ 理解 ▶ 実践 ▶ 学習 ▶ 研究

トラディショナル漢方からのパラダイムシフト！

株式会社 新興医学出版社

Modern Kampo for Begginers

Masanori Niimi, MD, DPhil, FACS

© First edition, 2011 published by
SHINKOH IGAKU SHUPPAN CO. LTD., TOKYO.
Printed & bound in Japan

推薦の言葉

　新見正則先生が、「本当に明日から使える漢方薬7時間速習入門コース」「フローチャート漢方薬治療」に続き、3巻目として「やっぱり漢方に親しめない」人を対象に本書をまとめられました。

　初めに「納得」で、西洋医学の欠点と漢方の可能性を納得し、「理解」で、漢方の短所と長所を理解することを勧めています。これは良いですね。"好きになるとあばたもえくぼ"で、漢方の入門書には、優れた点ばかり強調する本がありますが、新見先生はそうではない。良い点、悪い点を冷静に認識しようとしており、科学者として評価できます。ここで、漢方の生薬(しょうやく)の名前を説明しています。昔聴衆の一人に、葛根湯(かっこんとう)を"くずねゆ"と読まれて当惑したことを思い出します。確かに漢方にどっぷり漬かっていると、薬の名前は当たり前になって、初めの頃の戸惑いを忘れている自分に気付きます。初めて漢方に目を向けられた方には、不慣れな薬の名前を少し我慢して頂くと新しい世界が開けます。漢方に対する疑問質問にクイズ形式で答えているところはとても参考になるでしょう。

　次に「実践」で、試飲を勧めています。私も自分と家族に処方することから始めて効果を確かめました。ぜひご自分で漢方薬を飲んでください。"石橋を叩いて渡る"といわれますが、"石橋を叩いて渡らない"人があります。慎重さも度が過ぎると喰わず嫌い、良いものを知らないのでは勿体ないです。飲んで医師自ら効果を実感できる処方を患者さんに使う。そうすれば手応えを感じます。それはやがて患者さんの感謝を呼び、医師自身の生き甲斐につながるでしょう。さらに昔の知恵を学習し、治験例を発表するようになれば一人前です。

　この本を一人でも多くの西洋医に漢方の入門書として使用して頂きたいと願っております。

平成23年7月15日

　　　　　　　社団法人日本東洋医学会元会長名誉会員　松田邦夫

はじめに

　学生の頃に漢方を習った、漢方好きの先輩がそばにいた、たまたま漢方の指導者に巡り会えた、運良く漢方のセミナーに参加できた、そんな人しか漢方を使ってはいけないと思っていませんか。
　それは誤解です。
　日本では西洋医であればどなたでも漢方薬を処方することが可能です。そして、漢方を学び始める年齢、診療科、今までの漢方の経験に関係なく、そしていつでも使用できるようになります。上達の秘訣は、仮想的病理概念の羅列を覚えるのではなく、いかに賢く、現代医学の立場から納得し理解し、使用するかにあります。最初は有効な漢方処方の選択に苦慮するかもしれません。そのときはフローチャート的考え方で処方し、最初の処方が無効でも、順次処方を変えていく方法で補えばよいのです。漢方はどんなに上達しても、処方に診断させながら、処方を変更して、最適な処方に辿り着くということを少なからず行うのです。
　まず、現代西洋医学が現状では完璧ではないことを納得し、漢方の特徴（短所と長所）を理解し、自分で飲んでみて体感し、そして使用することにあります。

効率的に勉強する、
画期的かつ新しい漢方勉強メソッド

　この本で紹介する「簡単 モダン・カンポウ」とは、まだまだ発展途上のシステムです。10年以上前には漢方なんて必要ないと思っていた僕が、セカンドオピニオンを本邦で最初に保険診療で始めて、そして患者さんの不満や不安をしっかりと受け止めて、その解決方法の1つとして漢方の可能性に気づきました。そして自分に使い、家族に使い、知人に使い、そして患者さんに使用して、その有用性を認識していった過程で、

迷いながら漢方を学んでいった経験を踏まえて、より早く、より効率的に漢方に親しみ、使用する方法を開発したことにあります。その過程で、移植免疫学の研究を通して漢方の有効性を動物実験で確認し、また末梢血管外科医としての実地臨床での研究でも漢方の有効性を確認していったことも踏まえています。そして、僕の元に漢方を勉強したい医師が集まり、彼らにとって効率的な勉強方法を考えるに当たって、築き上げた方法です。この方法が、長い経験を基にした漢方医学にそれほど反していないことは、週に1度、漢方を教えていただいている松田邦夫先生のご指導の賜であります。

効率的に漢方の正しい使用方法を身につける

　ところで、あなたは漢方医学が西洋医学よりむずかしいと感じますか？　実はそう感じる要素は漢方のアナログ感と現代西洋医学のデジタル的感覚によるものと思います。この漢方のアナログ感を納得し、理解すれば誰でもモダン・カンポウを身につけることができるのです。同時にモダン・カンポウの考え方は中上級者の意識改革にもつながります。

　実際に医師の90％以上が漢方の処方は簡単ではないと感じています。デジタル万能で育ってきた医師ほど、そう感じているのではないでしょうか。数値で判断することは、現代西洋医の本能的な処方方法なのです。

　まず、自分が現状の西洋医学が完璧ではないことを理解しなければ、他の引き出しは必要ありません。しかし、多くの臨床が好きな先生方は、外来や病棟で、多くの患者さんが今の医学による治療に満足してはいるものの、少々の不満を持っていること、なかには今の医学的治療自体に不満を持っている患者さんがいることをうすうす感じています。

　しかし、別の引き出しがないので、治らない訴えとして封印しているのです。そんなときに漢方薬が有効なことがあります。現代医学が発達する以前から存在し、ある程度の成果を上げてきた漢方を利用しない手はないでしょう。今風の病名が不要な訳ですから役に立つかもしれませ

ん。そして重篤な副作用はまれで、費用も安いのですから、まず試しに使ってみてはどうでしょうか。

　漢方を勉強しようとすると、突然昔々の本を読まされたり、全く理解できない仮想病理概念の羅列に当惑したりします。まず、処方ができるようになればよいではないですか。そして実践を経験し、さらに有効性の打率を上げたくなれば、昔の知恵をしっかりと利用しましょう。そのためには、昔の知恵を理解しやすく説明することも必要です。また、まったく新しい打率を上げる近代的作戦を導き出してもよいでしょう。

　なんとなく胡散臭い、でも実は使ってみたい、そんな先生方は是非この本を読んで、漢方を体感して、漢方薬を処方できるようになってください。

5つのステップでわかりやすく「モダン・カンポウ」をマスターする

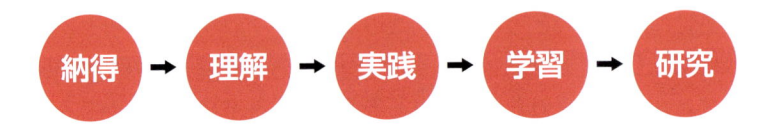

納得 → 理解 → 実践 → 学習 → 研究

- ステップ❶ 納得　西洋医学の欠点と漢方の可能性を納得する
- ステップ❷ 理解　漢方の短所と長所を理解する
- ステップ❸ 実践　試飲する。そして自分と家族に処方する
- ステップ❹ 学習　有効率を上げるために昔の知恵を学習する
- ステップ❺ 研究　漢方の有効性・無効性を発表する

　この本のゴールは、漢方薬を使用したい西洋医が、誰でも漢方の処方方法を理解し、使用できるようになることです。

モダン・カンポウへのパラダイムシフト

トラディショナル漢方	西洋医学の補完医療の漢方（モダン・カンポウ）
「漢方治療」	「漢方薬治療」　（「大塚敬節著作集」より）
漢方医が処方する	西洋医が処方する
煎じ薬に重きを置く	エキス剤しか使用しない
すべての病気を治したい	西洋医学で治らないものがメインターゲット
仮想病理概念に基づく	現代医学的な視点からの理解を
古典がすべて	古典を最初から読む必要はない
漢方診療は必須	漢方診療はしたほうがよいが必須ではない
経験が必要	明日からでも処方可能
将来はこちらも行いたい	まず、こちらで始めよう
有効性は比較的高い	効かない時は順次処方を変更すればよい

　上の表はトラディショナル漢方からモダン・カンポウへのパラダイムシフトです。パラダイムシフトとは、「認識のしかた」や「考え方」、「常識」、「支配的な解釈」、「旧態依然とした考え方」の変換という意味ですが、まさにこの逆転の発想がモダン・カンポウの根幹をなしています。西洋医のための補完医療として、現代西洋医学的治療では治らない症状や訴えに対して、保険適応であるエキス製剤を使用して治療を行います。漢方の古典を読んだほうがよいが敢えて読んでいなくてもよいし、漢方理論を知っていたほうがよいが敢えて知らなくてもよいし、腹診をできたほうがよいですが敢えてできなくてもよいのです。その代わり、最初から当たることはないかもしれないと医師も患者も理解しておきます。その欠点は漢方エキス剤を順次処方することで補うのです。医師と患者の協働作業で適切な漢方薬を探しにいくのです。このパラダイムシフトを理解して、リラックスした気持ちで困っている患者さんに対応してみてはどうでしょうか。そのための入門書です。

目 次

STEP ❶ 納得　西洋医学の欠点と漢方の可能性を納得しよう……16

患者さんが「不満を言わない」と「満足している」は違う────16
　理由❶患者が不満を言えない雰囲気を醸し出している…………16
　理由❷患者自身が相談しても仕方ないと思っている……………17
　理由❸医者も相談されても何もできないと思っている…………17

「満足している」＝その医師にずっと診てもらいたい────18

「満足している」ための3つの状態────18
　困っていることがなくなった………………………………………18
　だんだん良くなっている……………………………………………18
　希望が持てる…………………………………………………………18

この本を読むだけで、何故あなたの診療は劇的に変化するのか？──19
　リラックスして外来が行えるようになる…………………………19
　「何か困ったことはありますか？」と聞けるようになる…………19
　訴えを受容できる姿勢………………………………………………19
　診療科にこだわらずいろいろな訴えに処方できるようになる………20

漢方の可能性とは何か？────20
　現代医学的な病名が不要……………………………………………20
　他の訴えや症状も治ることがある…………………………………20
　西洋医学の邪魔をしない……………………………………………21
　だから現代西洋医学の補完医療になり得る………………………21

モダン・カンポウには、根本的にまったく違う考え方がベースになっています────22
　漢方は最初から当たらないこともあると医師も患者も思っておく…22
　順次処方し、いずれベストな漢方薬に当たることに期待する………23
　患者さんと一緒に適切な漢方薬を探すことを楽しむ………………23

まずはフローチャートを基本として、順番にカードを切る
　　　（有効頻度順、または不快な結果の少ない順）･････････････････23
昔の知恵に、今のサイエンスが追いつかない ──────── 24
　　昔の知恵でその人に合った漢方薬を探し出す
　　　（フローチャートの下位のカードを最初に切る）･･････････････24
　　昔は数値的な判断はできなくても、使える知恵を存分に利用した･･･24
　　昔の知恵を、今のサイエンスでいまだに表現できていない･･･････25
漢方のアナログ感覚、現代医療のデジタル感覚 ─────── 25
なぜ今、モダン・カンポウか ───────────────── 26

STEP ❷ 理解　漢方を読んで短所と長所を理解しよう ･････････ 28

まず、漢方名に出てくる「生薬」を読めるようになりましょう ── 28

成り立ちを理解するとカンタンに読めます ───────── 44
　　生薬の名前1つ＋湯･･･45
　　生薬の名前の別名1つ＋湯･･･････････････････････････････････46
　　生薬の名前1つ＋散･･･47
　　生薬の名前1つ＋丸･･･47
　　生薬の名前1つ＋飲･･･48
　　構成生薬をすべて羅列･･･････････････････････････････････････48
　　代表する構成生薬の名前･････････････････････････････････････49
　　生薬の合計数＋他の字句･････････････････････････････････････51
　　○○湯加△△＝漢方（○○）＋生薬（△△）･･･････････････････53
　　○○加△△湯＝漢方（○○）＋生薬（△△）･･･････････････････53
　　生薬（△△）＋漢方（○○）湯･･･････････････････････････････55
　　加味漢方薬＝漢方薬＋複数の生薬･････････････････････････････56
　　漢方薬＋漢方薬･･･56

生薬名＋作用……………………………………………………57
　　大または小がつくもの…………………………………………59
　　作用を示す名前…………………………………………………60
　　その他……………………………………………………………63
クイズを解きながら漢方に親しもう　64
　Q 1　漢方ですべての病気が治りますか？………………………64
　Q 2　日本漢方のバイブルは何ですか？…………………………65
　Q 3　漢方薬と民間薬の違いは何ですか？………………………67
　Q 4　○○湯、△△散、□□丸とは何ですか？…………………68
　Q 5　漢方エキス剤とは何ですか？………………………………68
　Q 6　エキス剤の粉末は何ですか？………………………………69
　Q 7　名医の打率は何割ぐらいですか？…………………………70
　Q 8　漢方薬で食卓に上がるものでは何がありますか？………70
　Q 9　漢方薬はいつ内服するのでしょうか？……………………71
　Q10　漢方薬は何剤まで併用できるのでしょうか？……………71
　Q11　漢方を処方したときに中止すべき西洋薬はありますか？……73
　Q12　アレルギーが起こりやすい生薬はありますか？…………73
　Q13　麻黄で注意すべきことは何ですか？………………………74
　Q14　甘草を含む漢方薬で注意すべきことは何ですか？………75
　Q15　排便を促す作用がある生薬は何ですか？…………………76
　Q16　肝機能障害を起こしやすい生薬と処方はありますか？………78
　Q17　漢方薬の重篤な副作用は何ですか？………………………78
　Q18　漢方の妊婦に対する安全性について教えて下さい………80
　Q19　ドーピング検査で陽性となる漢方薬は何ですか？………81
　Q20　診療ガイドラインに載っている漢方薬は？………………82
　Q21　最も安価なエキス剤と最も高価なエキス剤は何でしょう？…83
　Q22　漢方薬の医薬品としての市場は？…………………………84
　Q23　保険適用外使用に関しては？………………………………84
　Q24　漢方はジェネリックではないのですか？…………………85
　Q25　漢方が健康保険適用から外される可能性は？……………86

STEP ❸ 実践　試飲しよう，そして自分と家族に処方しよう……90

漢方に親しむために自分で飲んでみる ────────── 90
　桔梗湯　とにかく美味しい………………………………………91
　芍薬甘草湯　ともかく甘い……………………………………91
　桂枝湯　シナモンアレルギーをチェック……………………91
　香蘇散　これが飲めなきゃ他も飲めない……………………92
　麻黄附子細辛湯　麻黄が飲めるかチェック…………………93
　葛根湯　おなじみの葛根湯です。これも麻黄剤です………94
　麻黄湯　麻黄剤の大関…………………………………………95
　補中益気湯　疲れたときには飲みましょう…………………95
　十全大補湯　こちらには地黄が入っています………………96
　当帰芍薬散　女性に出す漢方の横綱です……………………96
　五苓散　漢方の利尿剤です……………………………………97
　小柴胡湯　ある意味有名な漢方薬です………………………97
　真武湯　高齢者の万能処方……………………………………98
　八味地黄丸　初老期のファーストチョイス…………………98
　附子末　実は怖くない…………………………………………99
　荊芥連翹湯　とてもまずい………………………………… 100
　大建中湯　一番売れてる漢方エキス剤…………………… 101
　小建中湯　虚弱児の特効薬………………………………… 102
　小青竜湯　ちょっと酸っぱい……………………………… 102
　黄連解毒湯　とても苦い…………………………………… 102
　麻子仁丸→大黄甘草湯→桃核承気湯……………………… 103

自分や家族にフローチャート漢方薬治療で処方してみる ───── 104
　消化器疾患関係………………………………………………… 104
　呼吸器疾患関係………………………………………………… 105
　循環器疾患関係………………………………………………… 105
　精神・神経疾患関係…………………………………………… 106

泌尿器疾患関係……………………………………………… 106
　　運動器疾患関係……………………………………………… 107
　　婦人科疾患関係……………………………………………… 107
　　耳鼻咽喉科疾患関係………………………………………… 108
　　眼科疾患関係………………………………………………… 108
　　皮膚疾患関係………………………………………………… 108
　　高齢者の疾患関係…………………………………………… 109
　　子どもの疾患関係…………………………………………… 109
　　がん医療関係………………………………………………… 109
　　その他………………………………………………………… 110
西洋薬に併用して患者さんに処方してみる──────111
そしていろいろな症状の患者さんに処方する──────112

STEP 4 学習　有効率を上げるために昔の知恵を学習しよう……114

漢方理論は腑に落ちる部分のみをまず理解しよう──────115
　Q 1　漢方薬は矛盾だらけに思えますがなぜですか？……………… 115
　Q 2　実証・虚証を最初はどう理解すればよいのですか？……… 115
　Q 3　陽証や陰証はどう理解するのですか？……………………… 116
　Q 4　熱証や寒証はどう考えればよいのですか？………………… 116
　Q 5　六病位とは何ですか？………………………………………… 117
　Q 6　表証・裏証とは何ですか？…………………………………… 117
　Q 7　気・血・水とは何ですか？…………………………………… 118
　Q 8　気虚はどう理解するのですか？……………………………… 118
　Q 9　気逆はどう理解するのですか？……………………………… 119
　Q10　気うつはどう理解するのですか？…………………………… 119
　Q11　血虚はどう理解するのですか？……………………………… 120
　Q12　瘀血はどう理解するのですか？……………………………… 120

Q13　水毒をどう理解するのですか？ ……………………… 121
　　Q14　木火土金水とは何ですか？ …………………………… 121
　　Q15　腹診、脈診、舌診は必須でしょうか？ ……………… 121
モダン・カンポウ勉強法 ──────────────── 122
　　本で勉強する ………………………………………………… 123
　　セミナーに参加する ………………………………………… 123
　　インターネットを使用する ………………………………… 123
　　ともかく困っている患者さんに処方する ………………… 123

STEP ⑤ 研究　漢方の有効性・無効性を発表しよう ……… 126

症例報告 ───────────────────── 126
　　深部静脈血栓症後に高位結紮術を施行されて歩行不能であった
　　患者が佳枝茯苓丸で歩行可能となった一例 ……………… 127
西洋薬の減量・中止 ─────────────── 128
西洋薬との併用 ──────────────── 129
　　トレッドミル検査による当帰四逆加呉茱萸生姜湯の
　　血管性間欠性跛行に対する効果判定 ……………………… 129
前向き試験 ──────────────────── 130
　　補中益気湯の新型インフルエンザに対する予防効果の検討 ……… 130
無効例の発表も ──────────────── 132
　　腰椎麻酔後の頭痛に対する五苓散の効果の検討 ………… 132
RCT（ランダム化比較試験）の問題点 ──────── 133
トラディショナル漢方もサイエンスを ─────── 135

　　おわりに ……………………………………………………… 136
　　参考文献 ……………………………………………………… 139

この本の使い方

　この本は「明日から使える漢方薬シリーズ」の第3弾です。「本当に明日から使える漢方薬 7時間速習入門コース」、「フローチャート漢方薬治療」に続くものです。読む順番はどの本が最初でも構いません。「本当に明日から使える漢方薬 7時間速習入門コース」を書き上げ、これで多くの先生方が明日から漢方を処方できると思いました。しかし、何人かの先生方には漢方用語にアレルギーがあり、できれば漢方用語なしで書かれた漢方の入門書がほしい、そして即臨床に使用できる本が欲しいと言われました。そこで「フローチャート漢方薬治療」を書きました。次に相談されたことは、使い方はわかったが、どうも漢方の処方を実際に臨床で行うということに踏み出せないという意見が散見されたのです。そこで、体感できて漢方の短所や長所が理解できる本が必要だと思ったのです。本書はそのご意見に応えるための本です。まず、漢方薬が読めないという素朴な疑問があり、それを解決するために読めるようになる工夫がなされています。そして、実際に使用するに当たり、漢方は食べ物の延長ですので、病気や訴えがない方が飲んでも問題ありません。そこで、実際に試飲して、味や効果を体感してもらおうというのが本書の切り口です。そして根底にあるのは逆転の発想で、「最初から漢方が当たるとは思わない」、その欠点は漢方というカードを順に処方していくことで補おうという大胆なものです。みなさんが臨床で使用しやすいように「明日から使える漢方薬シリーズ」の3冊を読みこなして下さい。明日から本当に漢方薬が使用できるようになると確信しています。

STEP 1 納得

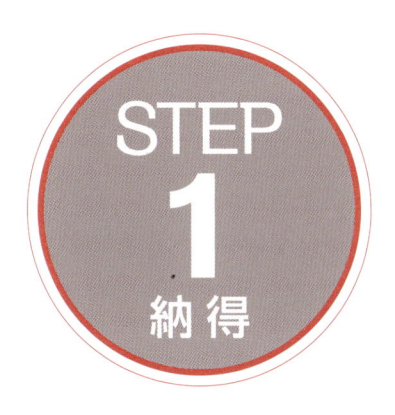

「今の西洋医学が完璧ではないこと」と「漢方の可能性」を納得しよう

STEP 1 　納得　西洋医学の欠点と漢方の可能性を納得しよう

患者さんが「不満を言わない」と「満足している」は違う

「不満を言わない」理由 ❶　患者が不満を言えない雰囲気を醸し出している

　臨床経験が長い医師ほど、自分が治せない患者さんの訴えを上手にはぐらかす知恵を持っています。それがなければ、外来で、それも短い時間にたくさんの患者さんの診察・診療をこなせません。短いときは数分で、長くても10分ぐらいではないでしょうか。その短時間に診察を終了する技術を医師は次第に身につけていきます。1つの方法は、自分が治せない訴えを上手に封印することです。つまり、患者さんがいろいろな不満を言えない雰囲気を醸し出すのです。僕が漢方に出会う前は、決して「何か困ることはありますか？」という問いは投げられませんでした。だって、そんな質問をすれば、患者さんは僕には治せない領域の質問をすることが予想されますし、実際に患者さんが困っていることの多くは、他の診療科に相談すべきものだからです。そうすると、医師は本能的に、自分の診療科の領域に関する質問のみを投げるようになります。簡単な方法は「イエス」か「ノー」で答えられる、そして自分の診療科に関する質問を投げるのです。そして、簡単な会話をして、数値の説明をして、処方の説明などを加えて、次回の予約をとって、終了ということになります。つまり、患者さんが実際に困っていることを言えないような雰囲気を醸し出しながら、でも診療してもらったという満足感を与えて、患者・医師関係から成り立つ診療行為が終了するのです。

「不満を言わない」理由 ❷ 患者自身が相談しても仕方ないと思っている

　患者さんも一生懸命自分の不満を言おうと努力をします。多くの患者さんは控えめです。そして相談して良いか悪いかわからないけれども、でも勇気を振り絞って、自分の治してもらいたいことや、症状を訴えます。それに対して、医師は、即座に自分の診療科のものか、自分が扱える病気かを判断して、違うとなれば、当然に他の科を紹介しますし、また紹介する診療科も思いつかないが、自分でもどうにもできないと思うと、上手に「病気ではない」などとはぐらかしていきます。こんな診療を僕も長く、長く行っていました。だって、自分で治せないのですから、相談されても時間の無駄ですものね。そんなことが数回も続けば、患者さん自身もこの医師に相談しても仕方ないと思うようになるのです。

「不満を言わない」理由 ❸ 医者も相談されても何もできないと思っている

　不満を言わない患者さんも実はたくさんの不調や訴えを抱えています。ある程度の経験を積めば、医師のほうも、治せるものと治せないものを峻別できますし、相談されても何もできないと思っています。採血をして、画像検査をして、その他の検査をして、現代医学的病名に当てはまらなければ、我々の学んできた西洋医学ではどうにもできないのです。つまり、上手に訴えや症状をシャットアウトしているのです。つまりリラックスして外来を行っていません。いつも、自分の治療できる領域の訴えではないことを尋ねられると、なんとなく気分を害します。決して患者さんに見破られないように振る舞うのですが、患者さんにはそんな一瞬の違和感が通じてしまうのです。リラックスできない外来を丸1日やると本当に疲れます。僕の実際のリラックスした外来診療の光景は、本当に明日から使える漢方薬シリーズ番外編の「じゃぁ死にますか、リラックス外来トーク術」をぜひ読んで下さい。

「満足している」＝その医師にずっと診てもらいたい

　では、患者さんが満足しているとはどういう状態でしょう。外来診療の経験が浅い頃は、訴えや症状が治ることが満足することだろうと勝手に思っていました。しかし、たくさんの患者さんが僕の外来に通院してくれますが、決して全員が治っているわけではありません。なかには治っていないのに満足している患者さんがいることに気がつきました。

「満足している」ための3つの状態

● 困っていることがなくなった
　まず、「満足している」ための1つの状態は、本当に困っていることがない状態です。治療で以前は困っていたことが今はなくて本当に幸せだと思っている人のことです。とても幸せな状態です。

● だんだん良くなっている
　「満足している」ためのもう1つの状態は症状や訴えが治ってはいなくても、だんだん良くなっていると感じていることです。患者さんはできればもっと良くなりたい。少なくとも以前のように悪くなりたくないと思って、ある程度の満足を維持するために通院を続けます。

● 希望が持てる
　もう1つ、実は「満足している」状態があります。それはまったく良くなっていないのに、希望を持っている状態です。将来治ることがある、将来楽になることがあるという希望を持っていると実は患者さんは、もちろん完全にではありませんが、そこそこ満足してくれます。そうこうしているうちに、その状態を受け入れて、そしてその症状や訴えと一緒に暮らせるようになれば、実はそれも満足できた状態なのです。

この本を読むだけで、
何故あなたの診療は劇的に変化するのか？

● リラックスして外来が行えるようになる

　さて、この本は漢方の入門書です。なぜこの本を読むだけで診療が劇的に変化するのでしょうか。それは明日から漢方を使ってみようと思えるようになるからです。そして実際に使えるようになるからです。しかし昔の漢方の経験知を用いることができない段階で投薬するのですから、少々有効性が低いかもしれません。それは、これからも述べるように、順次処方を変更していくことで補っていきましょう。「漢方でよければなんでも相談にのってあげるよ」という寛容の姿勢がリラックスを生むのです。

●「何か困ったことはありますか？」と聞けるようになる

　僕はいつも患者さんに「何か困ったことはありますか？」とオウムのように尋ねています。もちろん、患者さんとの距離によって話し方は異なります。「じぃちゃん、なんか困ってないのかい？」とざっくばらんに尋ねることもあれば、「いかがですか、何かお困りのことはありますか？」と少々気品高く質問することもあります。どんな言い方でも構いません。ともかく、「イエス」か「ノー」で答える質問（クローズドクエスチョン）ではなく、「何か困ったことはありますか？」というオープンクエスチョンで聞けるようになります。

● 訴えを受容できる姿勢

　どんな訴えでもよいのです。「漢方でよかったら試してみますか？」とこちらから尋ね返せばよいのです。治る可能性があるのなら漢方でも試すという人が大半ですが、なかには漢方なんか信じないからいらないという人もいます。その時は、その人の訴えはそんな程度のものなんだなと心の中で思って、ニコニコしながら、「では私では相談にのれないな」

とお返事します。ともかく、どんな訴えも受容できる姿勢は本当に楽ですよ。

● 診療科にこだわらずいろいろな訴えに処方できるようになる

　漢方は昔々からの知恵です。今のような診療科に細分化されていません。つまり、どんな西洋医学の専門分野としている先生方でも、漢方であれば総合医になってしまいます。どんな訴えでも、どんな症状でも、「漢方でよかったら試してみますか」と言えて、そして処方できるようになるのです。そんな快感を手にしてもらいたく、モダン・カンポウを普及させたいのです。モダン・カンポウを効率よく学ぶシステムが「簡単モダン・カンポウ」です。

漢方の可能性とは何か？

● 現代医学的な病名が不要

　では、なぜ、いつも「困ったことはありませんか？」と尋ねられるのでしょうか。それは現代医学的な病名が漢方の処方には不要だからです。現代医学の発達する前からある知恵ですから、現代医学的病名が不要なことは当たり前といえば当たり前ですね。そして、現代医学が登場する前からある程度の効果を上げてきたのですから、その知恵を利用すればよいのです。決して全部の訴えが治るとは思っていません。しかし使用してみると結構な確率で訴えが治るということは体感できると思います。

● 他の訴えや症状も治ることがある

　漢方薬は、幸か不幸か、現代医学的知恵以前の人間の叡智です。今の医学では病名や病気の原因が多くの場合判明します。人間を森とすると、森の中の病気の木の場所が特定できるのです。ヘリコプターに乗って空から森全体を見回して、病気の木を発見し、そこに現代医学の医師

を降ろし、そしてその病気の木だけをしっかりと治療することが可能です。一方で昔の知恵は、ヘリコプターがありません。1本の病気の木の影響で森全体の元気がなくなります。そんな森を麓から一生懸命みて、そして森全体を治すように漢方薬を作り上げたのです。森全体を治して、元気にして、そして、その結果として病気の木を治したと理解すればイメージが掴みやすいと思います。ですから、森全体を治すように漢方は作られています。乱暴な言い方をすれば、体（森）に合う漢方薬を飲むと主症状以外に他の訴えも全部治ることを結構経験します。森全体しかみられない時代の知恵だからこそ作り上げられた素晴らしい漢方の知恵と思っています。

● 西洋医学の邪魔をしない

　西洋医学はピンポイントに病気の木を治しに行きます。サイエンティフィックで、論理的で、つまり格好のよい治療法です。そして西洋医学的病名で症状や訴えと処方を仲介しますので、薬剤の有効性は高いに決まっています。一方で、漢方薬は西洋医学的病名という仲介役がいませんので、よほどの名医にならないかぎり、西洋医学的処方ほどの有効率はないと思っておいたほうがよいのです。その分、森全体を治すようにセットされた漢方処方を順次試していけば、それでいずれは解決します。有効な処方にいずれ辿り着きます。ピンポイントの西洋医学、森全体を治す漢方薬、この2つはお互いに邪魔をしません。

● だから現代西洋医学の補完医療になり得る

　お互いに邪魔をしないからこそ、補完医療には最適です。つまり、「今日から漢方薬を始めるから、今日からこの西洋薬は飲むのを止めて下さい」と言うことはモダン・カンポウではありません。あくまでも西洋薬は続行で、西洋薬で足らないところを漢方薬で補うのです。

モダン・カンポウには、
根本的にまったく違う考え方がベースになっています

　トラディショナル漢方とモダン・カンポウは根本的に考え方が異なります。「古典は最初から読む必要はない」「漢方理論は最初から理解できていなくてもよい」「腹診は必須ではない」などです。なぜかというと、今の医学で困っている患者さんに漢方薬でよくなってもらいたい、そう思うからこその逆転の発想です。

● 漢方は最初から当たらないこともあると医師も患者も思っておく

　昔の知恵は素晴らしいのです。トラディショナル漢方は芸術的です。かえって芸術的だからこそ簡単には処方できないのです。すべての病気を治そうという気概をもって漢方薬を処方していた漢方医は当然に、簡単に処方されては患者にかえって不幸が訪れると思ったのでしょう。急性疾患も当然に昔は漢方で治しにいきました。急性疾患では処方を誤れば患者が死ぬこともあります。その結果「漢方の古典を読んでもいない医者が漢方の処方をするな」「漢方理論も理解できない、腹診もできない医者が漢方を使用するな」と戒めるように言ったのです。ところがモダン・カンポウの対象は、今の医学的治療で治らない訴えや症状です。つまり基本的に急性のものではありません。目の前で患者さんは困っているのです。そして西洋医学では治す術がないのです。こんな患者さんに漢方を使用するにあたり、なぜ最初から当たる必要があるのですか。いずれよい漢方薬に巡り会えばよいではないですか。それで患者さんが納得し、そしてよくなってくれるのであれば。これがモダン・カンポウの基本的立ち位置です。

● 順次処方し、いずれベストな漢方薬に当たることに期待する

　西洋医学的病名で仲介しない以上、症状や訴えから漢方薬を選ぶことはいくぶん打率が低くなると思われます。特別な漢方の名医に処方してもらえば、相当の高打率となるでしょうが、でもどんな名医でも漢方薬に診断させて、漢方処方を変更しながら、よりよい処方に辿り着くという作戦をとることも少なくありません。我々は謙虚になって、そんな名医になることは諦めて（または遠い将来そんな名医になることを目指して）、今、目の前にいる患者さんを治しましょう。無効なときは順次処方を変更するという作戦でいきましょう。そんな作戦計画でも、次第に漢方に親しんでいくと、より早く有効な漢方に当たる頻度が高くなっていきます。

● 患者さんと一緒に適切な漢方薬を探すことを楽しむ

　その打率の低さを、患者さんにも伝えましょう。「僕が処方する漢方薬は、まずこれがよいと思うけれど、効かないこともある。そんなときはまた違う漢方薬を処方していきますね。一緒にあなたに適切な漢方薬を探しましょう」と素直に言えば、それでよいのです。患者さんも一緒に最適な薬を探す努力をすればよいのです。

● まずはフローチャートを基本として、順番にカードを切る
　（有効頻度順、または不快な結果の少ない順）

　明日から漢方薬を使用するために、症状や病名で有効頻度順に、または不快な作用が少ない順に処方する漢方薬を並べました。この順にカード（漢方薬）を切れば（処方すれば）結構な確率で当たります。でも言葉を換えれば、当たらないこともあります。昔の知恵があれば、フローチャートの下位のカードを先に処方したり、またはまったく別のカードを処方するというアイディアが浮かぶのです。でもまずはフローチャートを道標にして処方しましょう。そして、みなさんの経験知が増すに従って、自分なりの新しいフローチャートに変更していけばよいのです。できれば、そんな知恵をみんなで共有できると楽しいですね。

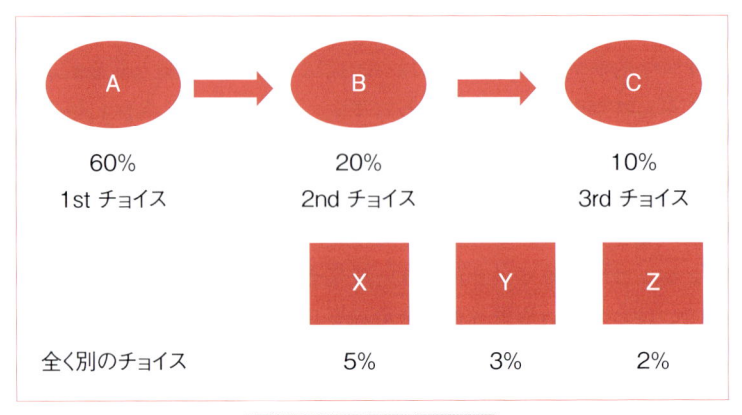

```
    A    →    B    →    C
   60%       20%       10%
 1st チョイス  2nd チョイス  3rd チョイス

              X     Y     Z
  全く別のチョイス  5%    3%    2%
```

フローチャートの概念図

昔の知恵に、今のサイエンスが追いつかない

● 昔の知恵でその人に合った漢方薬を探し出す
　（フローチャートの下位のカードを最初に切る）

　昔の芸術的な知恵は、患者さんを一生懸命みて、そして処方するカードを変えたのです。つまり、フローチャートの下位のカードを先に切る、まったく違うカードを切るといったイメージです。それを理論的に経験的に集積し、漢方理論を作り上げ、腹診や脈診、舌診の重要性に辿り着いたのです。フローチャートで入門した先生方も、是非打率を上げたいと思えば、いずれ昔の芸術的な知恵を学んで下さい。

● 昔は数値的な判断はできなくても、使える知恵を存分に利用した

　昔は、体温計もありません。血圧計も、採血も、もちろん画像検査もありません。時計すらなかったでしょう。つまり数値化できないのです。数値によって判断することに慣れ親しんでいる我々には最初は戸惑うことばかりです。また、数値化されていない仮想病理概念に依存することが多く、複数の理論や説明があるときにどちらが正しくどちらが間

違いかを説得する根拠が得られません。その結果、2つの相反する理論が双方成り立ってしまったりします。

● 昔の知恵を、今のサイエンスでいまだに表現できていない

　将来的には、昔の知恵を数値化して、だれもがわかるような数値による有効な処方決定ができれば一段と漢方が飛躍すると思っています。今のサイエンスでは昔の知恵をデジタル化（数値化）できないのです。それまでは、有効性の打率は高くはないと割り切って、順次処方を展開していきましょう。そしてレスポンダー（有効群）をデジタル的に抽出できない以上、全員を対象にランダム化試験を行っても有効となる漢方薬は限られています。

漢方のアナログ感覚、現代医療のデジタル感覚

　科学がこれほど進歩しても、昔の漢方の叡智、芸術的な知恵をいまだに数値化できないのです。西洋医学的診療では、僕も患者さんをみているのではなく、実は検査値や診断レポートを見ていることが多いのです。西洋医学的に病気でなくても患者さんは辛いことがある。そんな当たり前のことを医者になると忘れてしまいます。つまり、数値を正常化するという行為自体が漢方の本質から離れています。数値ではなく、訴えに耳を傾ける。「体全体を診る」、そして訴えを受容できる姿勢をつくることが大切です。どんな訴えも治してみようという気概で発展した漢方を、我々西洋医は補完医療として使用してみませんか。そうすれば、あなたの外来診療は劇的に変化します。リラックスして外来ができるようになります。現代医療のデジタル感覚をすこし横に置いて、漢方のアナログ感覚に馴れましょう。

なぜ今、モダン・カンポウか

　昔の知恵も素晴らしいはずです。すべての病気を治そうという気概で患者と向き合ったはずです。必死に知恵を集積しました。たくさんの成功と失敗を繰り返した結果の集大成です。

　モダン・カンポウという切り口は、昔はできなかったのです。西洋医学が現在のように発展したからこそできるのです。我々が学んだ西洋医学はどんどんと発達して多くの急性期疾患を治療できるようになり、慢性期疾患にも当然に対処でき、生活習慣病に介入し長期的に疾病予防に役立ち、我々の疾病対策に絶大な威力を誇り、そして我々はその恩恵を受けています。しかし、現代西洋医学といえども完璧ではないのです。そんな視点から漢方という別の引き出しを利用します。ですからモダン・カンポウは西洋医の視点からしか発信できない知恵です。西洋医学の補完医療として、西洋医学では困っている人に使用するという立ち位置で漢方を気軽に使用するということです。急性期疾患を漢方だけで治そうとは毛頭思っていません。がんや糖尿病や高血圧を漢方で治そうとは思っていません。困っている症状や訴えに、いずれ適切な漢方薬に辿り着く、そんな気持ちで処方してもよいではないですか。なぜなら漢方薬は費用も安く、重篤な副作用はまれなのですから。

STEP 2 理解

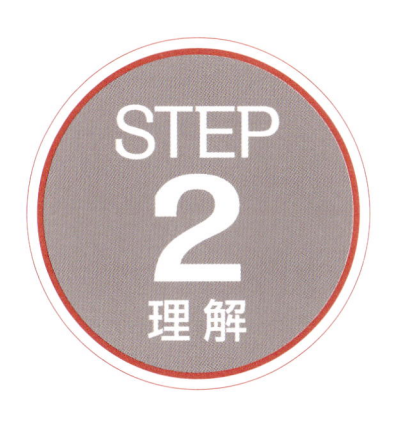

漢方を読んで短所と長所を理解しよう

STEP 2 理解 漢方を読んで短所と長所を理解しよう

　漢方を使いたいと思って、また勉強し始めて、最初の難関は処方に使用されている漢字です。まず、薬の名前がカタカナではないことに違和感を覚えます。まず、エキス剤の漢方薬の名前が読めるようになりましょう。患者さんに説明するときに間違って読んだのでは格好悪いですよね。

まず、漢方名に出てくる「生薬」を読めるようになりましょう

　漢方薬を読めようになる近道は、生薬名を読めるようになることです。生薬を組み合わせたものが漢方薬です。ですから漢方の名前は生薬と関係あることが多いのです。回り道のようですが、まず生薬名を読めるようになりましょう。エキス剤の漢方薬は読めればよいので、漢字を書ける必要はありません。処方箋は漢方エキス剤名をカタカナで記載しても基本的に処方可能です。電子カルテとなっていれば製薬メーカーと番号を入れる、またはカタカナ入力で通常は処方が出てきます。

　よって、生薬名も書ける必要は全くありません。読めればよいのです。生薬に興味を持ってもらうために簡単な生薬解説を記載していますが、ここでは生薬が正確に読めればよいので、後から時間のあるときに解説は読んで頂いても結構です。まずは、生薬の漢字が読めればよいのです。漢方エキス剤に親しみ、読めるようになることが目的のため、重要な生薬でも登場しないものがあります。ツムラのエキス剤の番号を表記しています。番号のないものはツムラ以外のエキス剤です。

葛根 かっこん

葛根はクズの根です。繁殖力が強く土手などに自生しています。また、土手の土砂崩れを防ぐために人為的に植えたとも言われています。くず湯、くず餅で有名ですね。葛根が処方名と関係する漢方エキス剤は葛根湯①、葛根湯加川芎辛夷②、升麻葛根湯(101)、葛根加朮附湯、桂枝加葛根湯などがあります。

麻黄 まおう

麻黄は中国北部などの砂漠地帯に自生する植物で、地上茎を生薬として使用します。ほとんどすべてが中国からの輸入品で、最近は甘草とともに中国の輸出規制問題が持ち上がっています。麻黄には交感神経の刺激作用のあるエフェドリンが含まれています。麻黄が処方名と関係する漢方エキス剤は麻黄湯㉗、麻黄附子細辛湯(127)、麻杏甘石湯(55)、麻杏薏甘湯(78)、桂麻各半湯、小青竜湯⑲などがあります。青竜は麻黄の別名です。麻黄は漢方エキス製剤の約 10 分の 1 に含まれています。

麦門冬 ばくもんどう

麦門冬はユリ科の多年草でジャノヒゲと呼ばれ、その根を用います。ビルの谷間や路地にもジャノヒゲは生育しています。背の低い緑の長い葉の植物で、チアリーダーがもつポンポンを地面に置いたようなものです。それほど身近にある薬草です。麦門冬が処方名と関係する漢方エキス剤は麦門冬湯㉙です。

呉茱萸 ごしゅゆ

呉茱萸はミカン科のゴシュユの果実です。呉茱萸が処方名と関係する漢方エキス剤は呉茱萸湯㉛、当帰四逆加呉茱萸生姜湯㊳などです。

人参　にんじん

いわゆる朝鮮人参です。日本でも江戸時代から栽培され、滋養強壮に効果があります。幕府管理下に人参の種子を全国に配り、諸藩に人参栽培を奨励したことから御種人参とも呼ばれていました。人参と黄耆を含む薬を参耆剤と呼びますが、参耆剤が気力体力を補う、つまり元気をつける薬としての役割を果たしています。人参が処方名と関係する漢方エキス剤は人参湯㉜、人参養栄湯(108)、桂枝人参湯(82)などがあります。漢方エキス剤の約3分の1に人参は含まれています。

猪苓　ちょれい

猪苓はブナ、ナラ、モミジなどの根に寄生するサルノコシカケ科のチョレイマイタケの菌核です。「マイタケ」の仲間です。語源はイノシシの糞に似ているという説や、イノシシが好きな香草であったなどと言われています。猪苓が処方名と関係する漢方エキス剤は五苓散⑰、猪苓湯㊵、猪苓湯合四物湯(112)、四苓湯などがあります。

桂皮　けいひ

桂皮はシナモンです。中国南部、ベトナムに生育するクスノキ科の常緑高木で、樹皮を用います。シナモンコーヒーにももちろん使われていますし、また京都の名物である生八つ橋にも含まれています。桂皮は桂枝として処方名には登場します。桂皮の細い枝が桂枝ですが、桂枝と言いながら桂皮を用いています。桂枝が処方名と関係する漢方エキス剤は桂枝湯㊺、桂枝茯苓丸㉕、桂枝人参湯(82)、苓桂朮甘湯㊴、桂枝加芍薬湯(60)、桂枝加芍薬大黄湯(134)、桂枝加竜骨牡蛎湯㉖、桂枝加朮附湯⑱、桂芍知母湯、桂枝加苓朮附湯、桂枝加黄耆湯、桂枝加葛根湯、桂枝加厚朴杏仁湯、桂麻各半湯などがあります。

薏苡仁 （よくいにん）

　薏苡仁はハトムギの種皮を除いた種子です。ハトムギは民間薬として皮膚病などに有効でお茶のようにして飲むことがあります。薏苡仁が処方名と関係する漢方エキス剤は薏苡仁湯㊾、麻杏薏甘湯㊽、桂枝茯苓丸加薏苡仁㉕などがあります。

炙甘草 （しゃかんぞう）

　炙った甘草です。炙甘草が処方名と関係する漢方エキス剤は炙甘草湯㊹です。

当帰 （とうき）

　当帰は奈良や北海道でも栽培されています。当帰はセリ科の多年草で、その根を使用します。四物湯を芍薬、川芎、地黄とともに構成するのが当帰です。当帰が処方名と関係する漢方エキス剤は当帰芍薬散㉓、当帰建中湯㉓、当帰飲子㊆、芎帰膠艾湯㊆、当帰四逆加呉茱萸生姜湯㊳、当帰芍薬散加附子、芎帰調血飲などがあります。漢方エキス剤の約3分の1に当帰は含まれています。

酸棗仁 （さんそうにん）

　サネブトナツメの種子です。酸棗仁が処方名と関係する漢方エキス剤は酸棗仁湯⑩です。

黄連 （おうれん）

　黄連は山地に自生または栽培されているキンポウゲ科の多年草であるオウレンの根茎です。黄連が処方名と関係する漢方エキス剤は黄連湯

⑳、黄連解毒湯⑮、三黄瀉心湯⑬などです。

茵蔯蒿　いんちんこう

キク科のカワラヨモギの花です。黄疸の聖薬と言われます。茵蔯蒿が処方名と関係する漢方エキス剤は茵蔯蒿湯⑭、茵蔯五苓散⑰などです。

桔梗　ききょう

桔梗は山野に自生するキキョウの根です。サポニンが主成分で呼吸を楽にします。桔梗が処方名と関係する漢方エキス剤は桔梗湯⑬、小柴胡湯加桔梗石膏⑩などです。

釣藤鈎　ちょうとうこう

釣藤は、アカネ科のカギカズラでその棘を釣藤鈎として使用しています。釣藤鈎が処方名と関係する漢方エキス剤は釣藤散㊼などがあります。

麻子仁　ましにん

麻の果実は「おのみ」として七味唐辛子にも入っています。生薬名は麻子仁です。花穂や葉の樹脂がハシシと言われ古来麻薬とされていますし、乾燥した葉がマリファナとされていますが、生薬や七味唐辛子などに使用する品種とは異なります。麻子仁が処方名と関係する漢方エキス剤は麻子仁丸㉖です。

茯苓　ぶくりょう

茯苓は各地に自生する松の樹を切り倒した後の根に寄生するサルノコシカケ科のマツホドの菌核です。茯苓が処方名と関係する漢方エキス剤

は桂枝茯苓丸㉕、茯苓飲(69)、苓桂朮甘湯㊴、苓姜朮甘湯(118)、苓甘姜味辛夏仁湯(119)、桂枝加苓朮附湯などです。ちなみに五苓散の苓は茯苓ではなく猪苓です。

蒼朮 そうじゅつ　白朮 びゃくじゅつ

蒼朮が漢薬の文献に登場するのは、5世紀末です。それ以前は朮として記載されており白朮との違いは明らかではありませんでした。蒼朮はキク科の多年草であるホソバオケラの根茎です。白朮はキク科の多年草であるオケラまたはオオバナオケラの根茎です。古来白朮は邪気を払うと信じられ、お正月には欠かせないお屠蘇も、本来は邪気を追い払う効果を持つとされた屠蘇散をお神酒に浸けて飲み、疫病を除くために祈願したのが始まりとされています。ですから屠蘇散には白朮が含まれています。朮が処方名と関係する漢方エキス剤は苓桂朮甘湯㊴、桂枝加朮附湯⑱、苓姜朮甘湯(118)、半夏白朮天麻湯㊲、二朮湯(88)、葛根加朮附湯、桂枝加苓朮附湯などです。漢方エキス剤の約3分の1に蒼朮または白朮が含まれています。医療行政上は蒼朮と白朮の選択はどちらでもよいことになっています。

甘草 かんぞう

甘草は中国に産するマメ科の多年草のカンゾウの根および根茎です。甘草は文字通り甘く、生薬を口に入れるとその甘さを実感できます。中国から輸入されますが、輸入品の9割近くが漢方薬ではなく醤油などの食料品として使用されています。最近、麻黄とともに甘草は中国の輸出規制問題が持ち上がっています。甘草は根から地中深く掘り起こされるため、中国西北部の砂漠化などの環境破壊の原因として数々の規制政策がとられてきています。甘草は生薬を調和させると昔から言われており、漢方エキス剤の4分の3には甘草が配合されています。甘草が処方名と関係する漢方エキス剤は芍薬甘草湯(68)、大黄甘草湯(84)、苓甘姜味

辛夏仁湯(119)、苓桂朮甘湯㊴、苓姜朮甘湯(118)、甘麦大棗湯(72)、芍薬甘草附子湯、甘草湯などです。

甘草を多量に摂取すると場合によっては血圧が上がり、足がむくみます。これを西洋医学では偽アルドステロン症といいますが、短期間の服用では起きません。また長期間多量に甘草を内服しても起きない人には起きません。ですから漢方薬を長く飲んでいる人で血圧が上がったり足がむくんだりしたときには甘草の取りすぎの可能性を考えましょう。とくに利尿剤を飲んでいて常日頃からカリウムが低い傾向にあるときは要注意です。

杏仁　きょうにん

杏仁はアンズの種子です。杏仁が処方名と関係する漢方エキス剤は麻杏甘石湯(55)、麻杏薏甘湯(78)、苓甘姜味辛夏仁湯(119)、桂枝加厚朴杏仁湯などがあります。

石膏　せっこう

石膏は天然物の含水硫酸カルシウムです。ケイ素、アルミニウム、鉄などの化合物が少量含まれています。石膏が処方名と関係する漢方エキス剤は麻杏甘石湯(55)、小柴胡湯加桔梗石膏(109)、白虎加人参湯㉞などです。白虎は石膏の別名です。

芍薬　しゃくやく

芍薬は観賞用の花で有名なシャクヤクの根です。芍薬が処方名と関係する漢方エキス剤は芍薬甘草湯(68)、当帰芍薬散㉓、当帰芍薬散加附子、芍薬甘草附子湯、桂芍知母湯などがあります。漢方エキス剤の約３分の１に芍薬は含まれています。

小麦 しょうばく

字の如く小麦ですが、生薬名では「しょうばく」と読ませます。小麦が処方名と関係する漢方エキス剤は甘麦大棗湯(72)です。

大棗 たいそう

大棗はナツメの果実です。大棗が処方名と関係する漢方エキス剤は甘麦大棗湯(72)などです。漢方エキス剤の約 3 分の 1 に大棗は含まれています。

大黄 だいおう

大黄は昔から貴重な生薬として、奈良の正倉院にも中国から渡来した大黄が保存されています。大黄は基本的には下剤ですが、下痢の時はそれを止めるように働きます。抗生物質のない時代は現代の抗生物質の代わりに使用していたようです。また大黄だけの漢方薬を将軍湯と称し、昔は統合失調症のような重症の精神疾患にも使用していたようです。タデ科の多年草で、その根茎を使用します。大黄が処方名と関係する漢方エキス剤は大黄甘草湯(84)、大黄牡丹皮湯㉝、三黄瀉心湯(113)、桂枝加芍薬大黄湯(134)、大柴胡湯去大黄などです。漢方エキス剤の約 8 分の 1 に大黄は含まれています。

乾姜 かんきょう　生姜 しょうきょう

生姜はショウガの根茎です。日本では単に乾燥させたものを生姜といい、湯通ししてコルク皮を取り、煮沸して乾燥させたものを乾姜と呼んでいます。生姜や乾姜が処方名と関係する漢方エキス剤は当帰四逆加呉茱萸生姜湯㊳、柴胡桂枝乾姜湯⑪、苓甘姜味辛夏仁湯(119)などがあります。漢方エキス剤の約半数に生姜または乾姜は含まれています。

五味子　ごみし

　五味子は各地に自生するマツブサ科のチョウセンゴミシの果実を使用します。五味子が処方名と関係する漢方エキス剤には苓甘姜味辛夏仁湯⑲などがあります。

細辛　さいしん

　細辛は山地に自生するウスバサイシンの根を原材料とします。細辛が処方名と関係する漢方エキス剤は麻黄附子細辛湯⑫、苓甘姜味辛夏仁湯⑲などがあります。

半夏　はんげ

　半夏はサトイモ科の多年草であるカラスビシャクの塊茎です。半夏が処方名と関係する漢方エキス剤は半夏厚朴湯⑯、半夏瀉心湯⑭、半夏白朮天麻湯㊲、苓甘姜味辛夏仁湯⑲、小半夏加茯苓湯㉑などがあります。漢方エキス剤の約5分の1に半夏は含まれています。

　カラスビシャクの塊茎からひげ根を抜いたものは、いかにもおへそをくりぬいたような形をしているので「へそくり」という別名があります。いくら抜いても生えてくるので農家にとって厄介な畑の雑草でした。つわりの妙薬として有名であった「へそくり」を農家の嫁は掘り集めて、これを薬屋に持っていき、自分だけのお金を作ったのです。これが「へそくり」の語源と言われています。

附子　ぶし

　附子はトリカブトの塊根です。トリカブトは、その猛毒ゆえに、よく昔のはなしに登場します。四谷怪談のお岩さんの毒、狂言「ぶす」に出てくる毒などがその例です。附子をそのまま生薬として用いることはな

く、修治と呼ばれる弱毒処理が行われます。ですから、医師より処方される附子を多量に服用しても死亡することはありません。ただ、多量投与は心臓がドキドキしたり、しびれたりする副作用が生じることがあります。附子による中毒は子どもで起こりやすく、お年寄りは起こりにくいと一般的に考えられています。強心、鎮痛作用などがありますが、体を温める作用も強く、また少量の附子を加えると漢方薬全体の効力が増強することがあります。附子が処方名と関係する漢方エキス剤は麻黄附子細辛湯(127)、桂枝加朮附湯⑱、真武湯㉚、芍薬甘草附子湯、葛根加朮附湯、附子理中湯、桂枝加苓朮附湯、当帰芍薬散加附子などがあります。真武とは玄武のことで附子の別名です。

柴胡 さいこ

柴胡は急性期を過ぎた状態に使用する代表的生薬です。柴胡は山地に自生するセリ科の多年草で、その根を使用します。江戸時代には現在の静岡県三島で採取、集荷される柴胡をミシマサイコと呼び良品として重用されてきました。柴胡が処方名と関係する漢方エキス剤は大柴胡湯⑧、柴胡加竜骨牡蛎湯⑫、小柴胡湯⑨、柴胡桂枝湯⑩、柴胡桂枝乾姜湯⑪、柴朴湯(96)、柴苓湯(114)、柴陥湯(73)、柴胡清肝湯(80)、大柴胡湯去大黄などがあります。漢方エキス剤の約6分の1に柴胡は含まれています。

厚朴 こうぼく

厚朴はモクレン科の落葉高木で、その樹皮を使用します。厚朴の葉は岐阜県高山名物の朴葉味噌で有名です。厚朴は生薬単独では温める作用があります。厚朴が処方名と関係する漢方エキス剤は半夏厚朴湯⑯、柴朴湯(96)、桂枝加厚朴杏仁湯などがあります。漢方エキス剤の約10分の1に厚朴は含まれています。

防已 ぼうい

防已はツヅラフジ科のつる性の茎および根茎を原材料とします。防已が処方名と関係する漢方エキス剤は防已黄耆湯⑳、木防已湯㊱などがあります。実は木防已は別物ですが、ツムラエキス剤では木防已として防已を使用しています。

黄耆 おうぎ

黄耆はマメ科の多年草であるキバナオウギやナイモウオウギの根です。人参と組み合わせて使用することが多く、両方を含む処方を参耆剤といいます。黄耆が処方名と関係する漢方エキス剤は黄耆建中湯(98)、防已黄耆湯⑳、桂枝加黄耆湯などがあります。

牡丹皮 ぼたんぴ

牡丹皮は観賞用の花で有名なボタンの根皮を用います。芍薬とよく似ていますが、芍薬が草に対して牡丹は樹木です。それゆえ、芍薬は冬に地上部が枯れますが、牡丹は冬でも地上部は枯れずに残ります。牡丹皮が処方名と関係する漢方エキス剤は大黄牡丹皮湯㉝などがあります。

天麻 てんま

天麻はラン科のオニノヤガラです。天麻が処方名と関係する漢方エキス剤は半夏白朮天麻湯㊲などがあります。

荊芥 けいがい

シソ科の１年草です。荊芥が処方名と関係する漢方エキス剤は荊芥連翹湯㊿などです。

連翹 れんぎょう

連翹はモクセイ科です。連翹が処方名と関係する漢方エキス剤は荊芥連翹湯(50)です。

蘇葉 そよう

蘇葉はシソの葉のことで漢方では「赤シソ」を使用します。魚やカニなどによる中毒症状の解毒に用いることもあります。お刺身に紫蘇の葉が入っていますが、昔の人の知恵と思います。蘇葉が処方名と関係する漢方エキス剤は香蘇散(70)、参蘇飲(66)などです。

香附子 こうぶし

香附子はカヤツリグサ科ハマスゲです。香附子が処方名と関係する漢方エキス剤は香蘇散(70)です。

川芎 せんきゅう

川芎はセリ科の多年草で、その根茎を使用します。セロリのような匂いと味がします。川芎が処方名と関係する漢方エキス剤は芎帰膠艾湯(77)、川芎茶調散(124)、芎帰調血飲などです。漢方エキス剤の約5分の1に川芎は含まれています。

阿膠 あきょう

阿膠はニカワ（煮皮）のことです。動物の皮膚を加熱して抽出した産物で粗製のゼラチンです。阿膠が処方名と関係する漢方エキス剤は芎帰膠艾湯(77)です。

艾葉　がいよう

　艾葉はよもぎのことで、葉の裏の繊毛がもぐさです。艾葉が処方名と関係する漢方エキス剤は芎帰膠艾湯⑰などです。

升麻　しょうま

　升麻はキンポウゲ科のサラシナショウマの根茎です。升麻が処方名と関係する漢方エキス剤は升麻葛根湯⑩です。

地黄　じおう

　地黄はゴマノハグサ科の多年草で、その根を使用します。新鮮なものを鮮地黄、そのまま乾かしたものを乾地黄、蒸して乾かしたものを熟地黄といいます。地黄が処方名と関係する漢方エキス剤は八味地黄丸⑦などです。江戸時代には地黄煎という飴薬が精力をつけるものとして遊郭の外で売られていたそうです。地黄煎町という地名は金沢には戦後もあったそうです。漢方エキス剤の約6分の1に地黄は含まれています。

黄芩　おうごん

　黄芩はシソ科の多年草で、その根を使用します。コガネバナと言われます。黄芩が処方名と関係する漢方エキス剤は黄芩湯、三黄瀉心湯⑬、三物黄芩湯㉑などです。漢方エキス剤の約5分の1に黄芩は含まれています。黄芩がまれに肝機能障害を起こすと言われています。

辛夷　しんい

　辛夷はモクレン科のコブシなどです。辛夷が処方名と関係する漢方エキス剤は辛夷清肺湯⑭、葛根湯加川芎辛夷②などです。

竜骨 りゅうこつ

　竜骨は大型哺乳動物の化石化した骨で、主として炭酸カルシウムから成ります。竜骨が処方名と関係する漢方エキス剤は桂枝加竜骨牡蛎湯㉖や柴胡加竜骨牡蛎湯⑫などがあります。

牡蛎 ぼれい

　牡蛎は食用カキの貝殻で、炭酸カルシウム、リン酸カルシウムなどから成ります。牡蛎が処方名と関係する漢方エキス剤は桂枝加竜骨牡蛎湯㉖、柴胡加竜骨牡蛎湯⑫などがあります。

陳皮 ちんぴ

　陳皮は温州ミカンの皮です。七味唐辛子にも入っていることがあります。陳皮に含まれるヘプタメトキシフラボンが食欲を増加させる作用があることが最近発見されました。陳皮が処方名と関係する漢方エキス剤は抑肝散加陳皮半夏�83などです。

竹筎 ちくじょ

　イネ科ハチクまたはマダケの稈（中空の茎）の内側です。竹筎が処方名と関係する漢方エキス剤は竹筎温胆湯�91などです。

桃核 とうかく☆ 桃仁（とうにん）と同じ

　桃仁はモモの種子です。桃仁が処方名と関係する漢方エキス剤は桃核承気湯�61などです。仁は種の中の種です。モモの柔らかい部分を食べた後の種を割ると中からまた核が出てきます。それが仁です。仁には便通をよくする作用もあります。

防風 ぼうふう

防風はセリ科ボウフウの根および根茎です。防風が処方名と関係する漢方エキス剤は清上防風湯(58)、防風通聖散(62)などです。ちなみにツムラの清上防風湯ではボウフウではなく、ハマボウフウが使用されています。

竜胆 りゅうたん

竜胆はリンドウ科トウリンドウなどの根および根茎です。竜胆が処方名と関係する漢方エキス剤は竜胆瀉肝湯(76)です。

牛膝 ごしつ

牛膝はヒユ科ヒナタイノコズチの根です。牛膝が処方名と関係する漢方エキス剤は牛車腎気丸(107)です。

車前子 しゃぜんし

車前子はオオバコの種子です。舗装していない田舎の道に生えています。また山登りをしていて、道に迷ったらオオバコを探せという言い伝えがあります。オオバコの種子は人にくっついて広がっていくため、オオバコが高い山の中で見つかったら人里につながっている道であると言われています。車前子が処方名と関係する漢方エキス剤は牛車腎気丸(107)です。

蓮子　れんし

蓮子は蓮の種です。蓮子が処方名と関係する漢方エキス剤は清心蓮子飲⑪です。実際は蓮の果殻をとった種子を蓮肉として用いています。

梔子　しし☆　山梔子（さんしし）と同じ

クチナシの果実です。梔子が処方名と関係する漢方エキス剤は梔子柏皮湯です。

檳榔子　びんろうじ

ヤシ科ビンロウの種子です。檳榔子が処方名と関係する漢方エキス剤は九味檳榔湯です。

黄柏　おうばく

ミカン科のキハダの樹皮です。黄柏が処方名と関係する漢方エキス剤は梔子柏皮湯です。

知母　ちも

ユリ科のハナスゲの根茎です。知母が処方名と関係する漢方エキス剤は桂芍知母湯です。

成り立ちを理解するとカンタンに読めます

　生薬の名前が読めるようになると漢方薬の名前を論理だって読めるようになります。是非試しに読んでみて下さい。健康保険で認められている漢方エキス剤は148種類あり、ツムラでは128種類のエキス製剤を販売し、医療用漢方エキス剤市場の8割以上のシェアを持っています。番号を付したものはツムラのエキス剤の番号です。他社もこの番号と同じ番号を使用していることも多いのですが、独自の番号を使用している会社もあります。混乱を避けるためにツムラの番号のみ記載しています。番号がないエキス剤はツムラ以外のものとご理解下さい。また、製剤の説明や副作用報告なども、ツムラの情報を使用しています。

　まず、漢字1文字の生薬は朮（じゅつ）です。しかし蒼朮（そうじゅつ）や白朮（びゃくじゅつ）と記載されることもあります。多くの生薬は漢字2文字です。ですから、まず漢字2文字以外の生薬を再確認しましょう。漢字3文字の生薬でエキス剤の名前に登場するものは、麦門冬（ばくもんどう）、呉茱萸（ごしゅゆ）、炙甘草（しゃかんぞう）、茵蔯蒿（いんちんこう）、牡丹皮（ぼたんぴ）、薏苡仁（よくいにん）、麻子仁（ましにん）、酸棗仁（さんそうにん）、五味子（ごみし）、車前子（しゃぜんし）、檳榔子（びんろうじ）、香附子（こうぶし）、山梔子（さんしし）です。仁は種子のなかの種です。たとえばモモの種を嚙み割ってでてくる種が桃仁です。子は種です。なお香附子は子がついていますが種子ではなく根茎で、山梔子はくちなしの実です。ともかく子や仁がつくときはその部分までが生薬名です。

生薬の名前1つ＋湯

「湯」は煎じ薬のことです。漢方は生薬の足し算ですので、他にも生薬は配合されていますが、代表的なもの一剤の名前を冠しています。生薬の読み方は前述してありますので、簡単に読めると思います。エキス剤では煎じ薬のエキスを賦形剤（乳糖など）と混合させてインスタントコーヒーのようにしています。

かっこんとう
葛根-湯①

葛根を含む7つの生薬から成る煎じ薬のエキス剤。
葛根4.0、大棗・麻黄各3.0、甘草・桂皮・芍薬・生姜各2.0

もくぼういとう
木防已-湯㊱

木防已を含む4種類の生薬から成る。ツムラでは木防已の代わりに防已を使用している。
石膏10.0、防已4.0、桂皮・人参各3.0

まおうとう
麻黄-湯㉗

麻黄を含む4種類の生薬から成る。
杏仁・麻黄各5.0、桂皮4.0、甘草1.5

ちょれいとう
猪苓-湯㊵

猪苓を含む5種の生薬から成る。
沢瀉・猪苓・茯苓・阿膠・滑石各3.0

ばくもんどうとう
麦門冬-湯㉙

麦門冬を含む6種の生薬から成る。
麦門冬10.0、半夏・粳米各5.0、大棗3.0、人参・甘草各2.0

けいしとう
桂枝-湯㊺

桂皮を含む5種の生薬から成る。
桂皮・芍薬・大棗各4.0、甘草2.0、生姜1.5

ごしゅゆとう
呉茱萸-湯㉛

呉茱萸を含む4種の生薬から成る。
大棗4.0、呉茱萸3.0、人参2.0、生姜1.5

よくいにんとう
薏苡仁-湯㊾

薏苡仁を含む7種の生薬から成る。
薏苡仁8.0、蒼朮・当帰・麻黄各4.0、桂皮・芍薬各3.0、甘草2.0

にんじんとう
人参-湯 ㉜

人参を含む4種の生薬から成る。
甘草・蒼朮・人参・乾姜各3.0

とうきとう
当帰-湯 ⑩

当帰を含む10種の生薬から成る。
当帰・半夏各5.0、桂皮・厚朴・芍薬・人参各3.0、黄耆・山椒・乾姜各1.5、甘草1.0

さんそうにんとう
酸棗仁-湯 ⑩

酸棗仁を含む5種の生薬から成る。
酸棗仁10.0、茯苓5.0、知母・川芎各3.0、甘草1.0

おうれんとう
黄連-湯 ⑳

黄連を含む7種の生薬から成る。
半夏6.0、黄連・甘草・桂皮・大棗・人参・乾姜各3.0

しゃかんぞうとう
炙甘草-湯 ㊿

炙甘草を含む9種の生薬から成る。
地黄・麦門冬各6.0、桂皮・大棗・人参・炙甘草・麻子仁各3.0、阿膠2.0、生姜1.0

いんちんこうとう
茵蔯蒿-湯 ⑬

茵蔯蒿を含む3種の生薬から成る。
山梔子：3.0、大黄：1.0、茵蔯蒿：4.0

ききょうとう
桔梗-湯 ⑬

桔梗を含む2種の生薬から成る。
甘草3.0、桔梗2.0

おうごんとう
黄芩-湯

黄芩を含む4種類の生薬から成る。
黄芩4.0、芍薬3.0〜6.0、甘草3.0〜6.0、大棗4.0

生薬の名前の別名1つ＋湯

しょうせいりゅうとう
小-青竜-湯 ⑲

青竜は中国の神話に出てくる四神の1つで構成生薬である麻黄の青からの命名。
半夏6.0、甘草・桂皮・五味子・細辛・芍薬・麻黄・乾姜各3.0

しんぶとう
真武-湯 ㉚

もともと玄武湯と言われていたが、皇帝の名を避けるために真武湯と改名。玄武は伝説上の黒い亀で附子が黒いことから命名。
茯苓4.0、芍薬・蒼朮各3.0、生姜1.5、附子0.5

生薬の名前1つ＋散

　散は砕いた生薬をそのまま服用する方法です。漢方は生薬の足し算ですので、他にも生薬は配合されていますが、代表的なもの一剤の名前を冠しています。同量を砕かず、煎じて服用することを「料」と言います。エキス剤では煎じたものを煮詰めて、賦形剤（乳糖など）と混合していますので、実際は○○散料のエキス剤です。

ちょうとうさん　釣藤-散㊼

釣藤鈎を含む11種の生薬から成る。

石膏5.0、陳皮・麦門冬・半夏・茯苓・釣藤鈎各3.0、防風・菊花・人参各2.0、甘草・生姜各1.0

生薬の名前1つ＋丸

　「丸（がん）」は砕いた生薬を蜂蜜などで丸めて服用する方法です。漢方は生薬の足し算ですので、他にも生薬は配合されていますが、代表的なもの一剤の名前を冠しています。同量を砕いて丸めずに、煎じて服用することを「料」と言います。エキス剤では煎じたものを煮詰めて、賦形剤（乳糖など）と混合していますので、実際は○○散料のエキス剤です。

ましにんがん　麻子仁-丸㉖

麻子仁を含む6種の生薬から成る丸剤。

麻子仁5.0、大黄4.0、杏仁・厚朴・芍薬・枳実各2.0

生薬の名前１つ＋飲

「飲」は「湯」と作り方は同じで煎じ薬ですが，頻回に内服したという意味あいです。漢方は生薬の足し算ですので，他にも生薬は配合されていますが，代表的なもの一剤の名前を冠しています。

ぶくりょういん
茯苓-飲(69)

茯苓を含む6種の生薬から成る。

茯苓5.0，蒼朮4.0，陳皮・人参各3.0，枳実1.5，生姜3.0

とうきいんし
当帰-飲子(86)

当帰を含む10種の生薬から成る。飲は冷たくして飲むことで，子は頻回に服用することと言われている。

当帰5.0，地黄4.0，芍薬・川芎・防風・蒺藜子各3.0，何首烏2.0，黄耆・荊芥各1.5，甘草1.0

構成生薬をすべて羅列

構成生薬のすべてを，フルネームまたは一部を使用して，表記しています。

りょうけいじゅつかんとう
苓-桂-朮-甘-湯(39)

茯苓，桂枝，朮，甘草の4種から成る。

茯苓6.0，桂皮4.0，蒼朮3.0，甘草2.0

まきょうよくかんとう
麻-杏-薏-甘-湯(78)

麻黄・杏仁・薏苡仁・甘草の4種類の生薬から成る。

薏苡仁10.0，麻黄4.0，杏仁3.0，甘草2.0

まきょうかんせきとう
麻-杏-甘-石-湯(55)

麻黄，杏仁，甘草，石膏の4種類の生薬から成る。

石膏10.0，杏仁・麻黄各4.0，甘草2.0

だいおうかんぞうとう
大黄-甘草-湯(84)

大黄と甘草から成る。

大黄4.0，甘草2.0

しゃくやくかんぞうとう
芍薬-甘草-湯(68)

芍薬と甘草から成る。
甘草・芍薬各 6.0

かんばくたいそうとう
甘-麦-大棗-湯⑦②

甘草、小麦、大棗、の 3 種類の生薬から成る。
小麦 20.0、大棗 6.0、甘草 5.0

まおうぶしさいしんとう
麻黄-附子-細辛-湯(127)

麻黄、附子、細辛の 3 種類の生薬から成る。
麻黄 4.0、細辛 3.0、附子 1.0

しゃくやくかんぞうぶしとう
芍薬-甘草-附子-湯

芍薬、甘草、附子の 3 種類の生薬から成る。
芍薬 5.0、甘草 5.0、附子 1.0

りょうきょうじゅつかんとう
苓-姜-朮-甘-湯(118)

茯苓、乾姜、白朮、甘草の 4 種類の生薬から成る。
茯苓 6.0、白朮・乾姜各 3.0、甘草 2.0

りょうかんきょうみしんげにんとう
苓-甘-姜-味-辛-夏-仁-湯(119)

茯苓、甘草、乾姜、五味子、細辛、半夏、杏仁の 7 種類の生薬から成る。
杏仁・半夏・茯苓各 4.0、五味子 3.0、細辛・乾姜・甘草各 2.0

かんぞうとう
甘草-湯

甘草一味の例外的漢方薬。
甘草 5.0〜8.0

代表する構成生薬の名前

さいこけいしかんきょうとう
柴胡-桂枝-乾姜-湯⑪

柴胡、桂皮、乾姜など 7 種の生薬から成る。
柴胡 6.0、黄芩・瓜呂根・桂皮・牡蛎各 3.0、甘草・乾姜各 2.0

とうきしゃくやくさん
当帰-芍薬-散㉓

当帰と芍薬を含む 6 種の生薬から成る。実際は当帰芍薬散料のエキス剤。
芍薬・蒼朮・沢瀉・茯苓各 4.0、川芎・当帰各 3.0

はんげこうぼくとう
半夏-厚朴-湯⑯

半夏と厚朴を含む5種の生薬から成る。
半夏6.0、茯苓5.0、厚朴3.0、蘇葉2.0、生姜1.0

けいしぶくりょうがん
桂枝-茯苓-丸㉕

桂枝と茯苓を含む5種の生薬から成る丸薬。実際は桂枝茯苓丸料のエキス剤。
桂皮・芍薬・桃仁・茯苓・牡丹皮3.0

ぼういおうぎとう
防已-黄耆-湯⑳

防已と黄耆を含む6種の生薬から成る。
黄耆・防已各5.0、蒼朮・大棗各3.0、甘草1.5、生姜1.0

だいおうぼたんぴとう
大黄-牡丹皮-湯㉝

大黄と牡丹皮を含む5種の生薬から成る。
冬瓜子6.0、牡丹皮・桃仁4.0、大黄2.0、芒硝1.8

はんげびゃくじゅつてんまとう
半夏-白朮-天麻-湯㊲

半夏と白朮、天麻を含む12種類の生薬から成る。
陳皮・半夏・白朮・茯苓各3.0、天麻・麦芽各2.0、人参・沢瀉・黄耆各1.5、乾姜・黄柏各1.0、生姜0.5

きゅうききょうがいとう
芎-帰-膠-艾-湯㊼

川芎、当帰、阿膠、艾葉を含む7種の生薬から成る。
地黄5.0、芍薬・当帰各4.0、甘草・川芎・艾葉・阿膠各3.0

けいがいれんぎょうとう
荊芥-連翹-湯㊿

荊芥と連翹を含む17種の生薬から成る。
黄芩・黄柏・黄連・枳実・荊芥・山梔子・地黄・芍薬・川芎・当帰・薄荷・防風・連翹・甘草各1.5、桔梗・柴胡・白芷各1.5、甘草1.0

しょうまかっこんとう
升麻-葛根-湯㊉

升麻と葛根を含む5種の生薬から成る。
葛根湯に升麻を加えたものではない。
葛根5.0、芍薬3.0 升麻2.0 甘草1.5、生姜0.5

じんそいん
参-蘇-飲 ㊻

人参と蘇葉を含む12種の生薬から成る。
半夏・茯苓各3.0、葛根・桔梗・陳皮・前胡各2.0、人参・大棗各1.5、枳実・蘇葉・甘草各1.0、生姜0.5

けいしゃくちもとう
桂-芍-知母-湯

桂皮、芍薬、知母を含む9種の生薬から成る。
桂皮3.0、麻黄3.0、知母3.0、白朮4.0、浜防風3.0、甘草1.5、生姜1.0、芍薬3.0、附子1.0

こうそさん
香-蘇-散 ㊶

香附子と蘇葉を含む5種の生薬から成る。
香附子4.0、陳皮・蘇葉各2.0、甘草1.5、生姜1.0

ししはくひとう
梔子-柏皮-湯

山梔子と黄柏を含む3種の生薬から成る。
山梔子3.0、黄柏2.0、甘草1.0

生薬の合計数＋他の字句

じゅうみはいどくとう
十味-敗毒-湯 ⑥

10種類の生薬から成り、毒を取り除く。
桔梗・柴胡・川芎・茯苓・樸樕各3.0、独活・防風各1.5、生姜・甘草・荊芥各1.0

しちもつこうかとう
七物-降下-湯 ㊼

四物湯（しもつとう：当帰、芍薬、川芎、地黄）を含む7種の生薬から成り、降圧作用がある。
芍薬・当帰各4.0、黄耆・地黄・川芎・釣藤鈎各3.0、黄柏2.0

はちみじおうがん
八味-地黄-丸 ⑦

地黄などの8種類の生薬から成る丸剤。実際は八味地黄丸料のエキス剤。
地黄6.0、山茱萸・山薬・沢瀉・茯苓各3.0、牡丹皮2.5、桂皮1.0・附子0.5

じゅうぜんたいほとう
十全-大補-湯 ㊽

10種の生薬から成り大きく補う。
黄耆・桂皮・地黄・芍薬・川芎・蒼朮・当帰・人参・茯苓各3.0、甘草1.5

ごれいさん
五-苓-散⑰

猪苓を含む5種の生薬から成る。昔は五味猪苓散（ごみちょれいさん）と呼ばれていた。実際は五苓散料のエキス剤。

沢瀉4.0、蒼朮・猪苓・茯苓各3.0、桂皮1.5

しもつとう
四物-湯(71)

4種類（当帰、芍薬、川芎、地黄）の生薬から成る。

地黄・芍薬・川芎・当帰各3.0

りっくんしとう
六-君子-湯㊸

6種の君薬（茯苓、甘草、人参、蒼朮、陳皮、半夏）を含む8種の生薬から成る。

蒼朮・人参・半夏・茯苓各4.0、大棗・陳皮各2.0、甘草1.0、生姜0.5

しくんしとう
四-君子-湯(75)

4種の君薬（人参・朮・茯苓・甘草）を含む6種類の生薬から成る。

蒼朮・人参・茯苓各4.0、甘草・生姜・大棗各1.0

ろくみがん
六-味-丸(87)

6種の生薬から成る丸薬。実際は六味丸料のエキス剤。

地黄5.0、山茱萸・山薬・沢瀉・茯苓・牡丹皮各3.0

くみびんろうとう
九味-檳榔-湯

檳榔子を含む9種の生薬から成る。

檳榔子4.0、厚朴3.0、桂皮3.0、橘皮3.0、生姜3.0、大黄1.0、木香1.0、甘草1.0、蘇葉1.5、（呉茱萸1.0、茯苓3.0）

ごことう
五-虎-湯(95)

石膏（白虎にたとえている）を含む5種の生薬から成る。

石膏10.0、杏仁・麻黄各4.0、桑白皮3.0、甘草2.0

しれいとう
四苓湯

猪苓を含む4種の生薬から成る。

沢瀉5.0〜6.0、猪苓3.0〜4.5、茯苓3.0〜4.5、蒼朮または白朮3.0〜4.5

さんもつおうごんとう
三物-黄芩-湯(121)

黄芩を含む3種の生薬から成る。

地黄6.0、黄芩・苦参各3.0

STEP ❷ 理解 漢方を読んで短所と長所を理解しよう　53

○○湯加△△＝漢方（○○）＋生薬（△△）

かっこんとうかせんきゅうしんい
葛根湯-加-川芎-辛夷②

葛根湯に川芎と辛夷を加えたもの。
葛根4.0、大棗・麻黄各3.0、甘草2.0、桂皮・芍薬・川芎・辛夷各2.0、生姜1.0

しょうさいことうかききょうせっこう
小柴胡湯-加-桔梗-石膏⑩

小柴胡湯に桔梗と石膏を加えたもの。
石膏10.0、柴胡7.0、半夏5.0、黄芩・桔梗・大棗・人参各3.0、甘草2.0、生姜1.0

よくかんさんかちんぴはんげ
抑肝散-加-陳皮-半夏㉘

抑肝散に陳皮と半夏を加えたもの。
半夏5.0、蒼朮・茯苓各4.0、川芎・陳皮・当帰・釣藤鈎各3.0、柴胡2.0、甘草1.5

けいしぶくりょうがんかよくいにん
桂枝茯苓丸-加-薏苡仁⑫

桂枝茯苓丸に薏苡仁を加えたもの。
薏苡仁10.0、桂皮・芍薬・桃仁・茯苓・牡丹皮各4.0

とうきしゃくやくさんかぶし
当帰芍薬散-加-附子

当帰芍薬散に附子を加えたもの。
当帰3.0、川芎3.0、芍薬4.0〜6.0、茯苓4.0、蒼朮または白朮4.0、沢瀉4.0〜5.0、附子

だいさいことうきょだいおう
大柴胡湯-去-大黄

大柴胡湯から大黄を抜いたもの。
柴胡6.0、半夏3.0〜4.0、生姜4.0〜5.0、黄芩3.0、芍薬3.0、大3.0棗、枳実2.0

○○加△△湯＝漢方（○○）＋生薬（△△）

さいこかりゅうこつぼれいとう
柴胡-加-竜骨-牡蛎-湯⑫

柴胡剤（柴胡と黄芩を含む）に竜骨と牡蛎が加わった合計10種の生薬から成る。
柴胡5.0、半夏4.0、桂皮・茯苓各3.0、黄芩・大棗・人参・牡蛎・竜骨各2.5、生姜1.0

けいしかりゅうこつぼれいとう
桂枝-加-竜骨-牡蛎-湯㉖

桂枝湯に竜骨と牡蛎が加わったもの。
桂皮・芍薬・大棗各4.0、牡蛎・竜骨各3.0、甘草2.0、生姜1.5

桂枝-加-朮附-湯 ⑱

桂枝湯に蒼朮と附子が加わる。
桂皮・芍薬・蒼朮・大棗各 4.0、甘草 2.0、生姜 1.0、附子 0.5

白虎-加-人参-湯 ㉞

白虎湯に人参を加えたもの。白虎は構成生薬である石膏にちなんでいる。
石膏 15.0、粳米 8.0、知母 5.0、甘草 2.0、人参 1.5

小-半夏-加-茯苓-湯 ㉑

小半夏湯に茯苓が加わったもの。
半夏 6.0、茯苓 5.0、生姜 1.5

越婢-加-朮-湯 ㉘

越婢湯に朮が加わったもの。
石膏 8.0、麻黄 6.0、蒼朮 4.0、大棗 3.0、甘草 2.0、生姜 1.0

当帰-四逆-加-呉茱萸-生姜-湯 ㊳

当帰四逆湯に呉茱萸と生姜を加えたもの。
大棗 5.0、桂皮・芍薬・当帰・木通各 3.0、甘草・呉茱萸・細辛各 2.0、生姜 1.0

桂枝-加-苓-朮-附-湯

桂枝湯に茯苓、蒼朮、附子を加えたもの。
桂皮 4.0、芍薬 4.0、大棗 4.0、生姜 4.0、甘草 2.0、蒼朮または白朮 4.0、附子 0.5～1.0、茯苓 4.0

桂枝-加-芍薬-湯 ㉠

桂枝湯に芍薬を増量したもの。
芍薬 6.0、桂皮・大棗各 4.0、甘草 2.0、生姜 1.0

桂枝-加-黄耆-湯

桂枝湯に黄耆を加えたもの。
桂皮 3.0～4.0、芍薬 3.0～4.0、大棗 3.0～4.0、生姜 4.0、甘草 2.0、黄耆 3.0～4.0

桂枝-加-芍薬-大黄-湯 ⑭

桂枝湯の芍薬を増量し大黄を加えたもの。
芍薬 6.0、桂皮・大棗各 4.0、甘草 2.0、大黄 2.0、生姜 1.0

桂枝-加-葛根-湯

桂枝湯に葛根を加えたもの。
桂皮 3.0～4.0、芍薬 3.0～4.0、大棗 3.0～4.0、生姜 4.0、甘草 2.0、葛根 6.0

かっこんかじゅつぶとう
葛根-加-朮-附-湯

葛根湯に朮と附子を加えたもの。

葛根 4.0、麻黄 3.0、桂皮 2.0、甘草 2.0、芍薬 2.0、大棗 3.0、生姜 1.0、蒼朮 3.0、附子 0.5

けいしかこうぼくきょうにんとう
桂枝-加-厚朴-杏仁-湯

桂枝湯に厚朴と杏仁を加えたもの。

桂皮 3.0～4.0、芍薬 3.0～4.0、大棗 3.0～4.0、生姜 4.0、甘草 2.0、厚朴 1.0～4.0、杏仁 3.0～4.0

生薬（△△）＋漢方（○○）湯

いんちんごれいさん
茵蔯-五苓散(117)

五苓散に茵蔯蒿を加えたもの。

沢瀉 6.0、蒼朮・猪苓・茯苓各 4.5、茵蔯蒿 4.0、桂皮 2.5

けいしにんじんとう
桂枝-人参湯(82)

人参湯に桂皮を加えたもの。

桂皮 4.0、甘草・蒼朮・人参各 3.0、乾姜 2.0

ぶしりちゅうとう
附子-理中湯

理中湯（人参湯）に附子を加えたもの。

甘草・蒼朮・人参・乾姜各 3.0、附子 1.0

STEP ❷ 理解

加味漢方薬＝漢方薬＋複数の生薬

かみしょうようさん
加味-逍遙散 ㉔

逍遙散に牡丹皮と山梔子を加味させたもの。実際は加味逍遙散料のエキス剤。

柴胡・芍薬・蒼朮・当帰・茯苓各3.0、山梔子・牡丹皮各2.0、甘草1.5、生姜・薄荷各1.0

かみきひとう
加味-帰脾湯 ㉗

帰脾湯に柴胡、山梔子を加えたもの。

黄耆・柴胡・酸棗仁・蒼朮・人参・茯苓・竜眼肉　各3.0、遠志・山梔子・大棗・当帰各2.0、甘草・生姜・木香　各1.0

漢方薬＋漢方薬

漢方薬合漢方薬とする場合も漢方薬の一部の文字＋漢方薬の一部の文字とする場合もあります。

ちょれいとうごうしもつとう
猪苓湯-合-四物湯 ⑫

猪苓湯と四物湯をあわせたもの。

地黄・芍薬・川芎・沢瀉・猪苓・当帰・茯苓・阿膠・滑石各3.0

ぶくりょういんごうはんげこうぼくとう
茯苓飲-合-半夏厚朴湯 ⑯

茯苓飲と半夏厚朴湯をあわせたもの。

半夏6.0、茯苓5.0、蒼朮4.0、厚朴・陳皮・人参各3.0、蘇葉2.0、枳実1.5、生姜1.0

さいこけいしとう
柴胡-桂枝湯 ⑩

小柴胡湯と桂枝湯をあわせたもの。

柴胡5.0、半夏4.0、黄芩・生姜・桂皮・芍薬・大棗・人参各2.0、甘草1.0

はいのうさんきゅうとう
排膿散-及-湯 ⑫

排膿散と排膿湯をあわせたもの。

桔梗4.0、甘草・枳実・芍薬・大棗各3.0、生姜1.0

さいかんとう
柴-陥-湯(73)

小柴胡湯と小陥胸湯をあわせたもの。

柴胡・半夏各5.0、黄芩・大棗・栝楼仁各3.0、人参2.0、黄連・甘草各1.5、生姜1.0

いれいとう
胃-苓-湯(115)

平胃散と五苓散をあわせたもの。

厚朴・蒼朮・沢瀉・猪苓・陳皮・白朮・茯苓各2.5、桂皮2.0、生姜・大棗各1.5、甘草1.0

さいぼくとう
柴-朴-湯(96)

小柴胡湯と半夏厚朴湯をあわせたもの。

柴胡7.0、半夏・茯苓各5.0、黄芩・厚朴・大棗・人参各3.0、甘草・蘇葉各2.0、生姜1.0

けいまかくはんとう
桂-麻-各半湯

桂枝湯と麻黄湯を等量にあわせたもの。

桂皮3.0〜3.5、芍薬2.0、生姜2.0、甘草2.0、麻黄2.0、大棗2.0、杏仁2.0〜2.5

さいれいとう
柴-苓-湯(114)

小柴胡湯と五苓散をあわせたもの。

柴胡7.0、沢瀉・半夏各5.0、黄芩・蒼朮・大棗・猪苓・人参・茯苓各3.0、甘草・桂皮各2.0、生姜1.0

生薬名＋作用

はんげしゃしんとう
半夏-瀉心湯⑭

半夏を含み心窩部の違和感を取り除く。

半夏5.0、黄芩・甘草・大棗・人参・乾姜各2.5、黄連1.0

おうれんげどくとう
黄連-解毒湯⑮

黄連を含み熱による毒を解する。

黄芩3.0、山梔子・黄連各2.0、黄柏1.5

さいこせいかんとう
柴胡-清肝湯 ⑧⓪

柴胡を含み肝の熱を治す。

柴胡2.0・黄芩・黄柏・黄連・栝楼根・甘草・桔梗・山梔子・地黄・芍薬・川芎・当帰・薄荷・連翹・牛蒡子各1.5

せいじょうぼうふうとう
清上-防風湯 ⑤⑧

上焦（横隔膜よりも上部）の熱を清し、防風を含む12種の生薬よりなる。

黄芩・桔梗・山梔子・川芎・浜防風・白芷・連翹各2.5、黄連・甘草・枳実・荊芥・薄荷各1.0

おうぎけんちゅうとう
黄耆-建中湯 ⑨⑧

黄耆を含み、中焦（消化機能）を建て直す処方の1つ。

芍薬6.0、黄耆・桂皮・大棗各4.0、甘草2.0、生姜1.0

とうかくじょうきとう
桃核-承気湯 ⑥①

桃核(桃仁)を含み気を巡らす（承気）もの。

桃仁5.0、桂皮4.0、大黄3.0、甘草1.5、芒硝0.9

ごしゃじんきがん
牛車-腎気丸 ⓵⓪⑦

牛膝と車前子を八味地黄丸（別名腎気丸）に加えたもの。

地黄5.0、牛膝・山茱萸・山薬・車前子・沢瀉・茯苓・牡丹皮各3.0、桂皮・附子各1.0

ぼうふうつうしょうさん
防風-通聖散 ⑥②

防風を含み、風邪（ふうじゃ）による病気を防ぎ、聖人がつくったもの。

滑石3.0、黄芩・甘草・桔梗・石膏・白朮各2.0、大黄1.5、荊芥・山梔子・芍薬・川芎・当帰・薄荷・防風・麻黄・連翹各1.2、芒硝0.7、生姜0.3

にんじんようえいとう
人参-養栄湯 ⓵⓪⑧

朝鮮人参を含み栄養状態を改善する処方。

地黄・当帰・白朮・茯苓各4.0、人参3.0、桂皮2.5、遠志・芍薬・陳皮各2.0、黄耆1.5、甘草・五味子各1.0

りゅうたんしゃかんとう
竜胆-瀉肝湯 ⑦⑥

竜胆を含み肝経の湿熱（排尿障害を伴う熱）を瀉して治す。

地黄・当帰・木通各5.0、黄芩・車前子・沢瀉各3.0、甘草・山梔子・竜胆各1.0

せいしんれんしいん
清心-蓮子飲 ⓵⓵⓵

蓮子（蓮の種子）を含み心を清める処方。

麦門冬・茯苓・蓮肉各4.0、車前子・人参・黄芩各3.0、黄耆・地骨皮各2.0、甘草1.5

さんおうしゃしんとう
三黄-瀉心湯 ⓵⓵③

黄芩、黄連、大黄の3種の黄色の字がつく生薬を含み心の中に詰まったものを除く処方。

黄芩・黄連・大黄各3.0

きゅうきちょうけついん
芎-帰-調血飲

川芎と当帰を含み血を調える処方。

川芎 2.0、当帰 2.0、地黄 2.0、蒼朮または白朮 2.0、茯苓 2.0、陳皮 2.0、烏薬 2.0、香附子 2.0、牡丹皮 2.0、益母草 1.5、大棗 1.5、甘草 1.0、生姜 1.0〜2.0

とうきけんちゅうとう
当帰-建中湯(123)

当帰を含み中焦(消化機能)を建て直す処方。

芍薬 5.0、桂皮・大棗・当帰各 4.0、甘草 2.0、生姜 1.0

大または小がつくもの

だいさいことう
大-柴胡湯⑧

柴胡剤の 1 つで小柴胡湯に対比して大柴胡湯。

柴胡 6.0、半夏 4.0、黄芩・芍薬・大棗各 3.0、枳実 2.0、生姜・大黄各 1.0

だいぼうふうとう
大-防風湯(97)

防風を含む 15 種の生薬よりなる。

黄耆・地黄・芍薬・蒼朮・当帰・防風・杜中各 3.0、川芎 2.0、牛膝・大棗・人参・羌活・甘草各 1.5、乾姜 1.0、附子 1.0

しょうさいことう
小-柴胡湯⑨

柴胡剤の 1 つで大柴胡湯に対比して小柴胡湯。

柴胡 7.0、半夏 5.0、黄芩・大棗・人参各 3.0、甘草 2.0、生姜 1.0

しょうけんちゅうとう
小-建中湯(99)

中焦（消化機能）を建て直す処方の 1 つ。

芍薬 6.0、桂皮・大棗各 4.0、甘草 2.0、生姜 1.0

だいけんちゅうとう
大-建中湯(100)

中焦（消化機能）を建て直す処方の 1 つ。

乾姜 5.0、人参 3.0、山椒 2.0

だいじょうきとう
大-承気湯(133)

気を巡らす（承気）処方の 1 つ。

厚朴 5.0、枳実 3.0、大黄 2.0、芒硝 1.3

作用を示す名前

あんちゅうさん 安中散⑤

消化器系である中焦を安和にする。

桂皮4.0、延胡索・牡蠣3.0、茴香1.5、甘草・縮砂1.0、良姜0.5

しょうふうさん 消風散㉒

風湿による皮膚の痒みを消す。

石膏・地黄・当帰各3.0、蒼朮・防風・木通・牛蒡子各2.0、知母・胡麻各1.5、荊芥・苦参・甘草・蝉退各1.0

しぎゃくさん 四逆散㉟

四肢の冷え（四逆）を治す。

柴胡5.0、芍薬4.0、枳実2.0、甘草1.5

ほちゅうえっきとう 補中-益気湯㊶

中（消化吸収）を補い、気力をす益す。

黄耆・蒼朮・人参各4.0、当帰3.0、柴胡・大棗・陳皮各2.0、甘草1.5、升麻1.0、生姜2.0

じゅんちょうとう 潤腸湯(51)

腸を潤して排便を促す。

地黄6.0、当帰3.0、黄芩・枳実・杏仁・厚朴・大黄・桃仁・麻子仁各2.0、甘草1.5

そけいかっけつとう 疎経-活血湯(53)

経絡の疎通をよくし、血を活かす。

芍薬2.5、地黄・川芎・蒼朮・当帰・桃仁・茯苓各2.0、牛膝・陳皮・防已・防風・竜胆・威霊仙・羌活各1.5、甘草・白芷各1.0、生姜0.5

よくかんさん 抑肝散(54)

肝のたかぶりを抑える。

蒼朮・茯苓各4.0、川芎・当帰・釣藤鈎各3.0、柴胡2.0、甘草1.5

ごりんさん 五淋散(56)

五淋とは石淋・気淋・膏淋・労淋・熱淋などを指し排尿異常を呈する疾患を治す。

茯苓6.0、黄芩・甘草・当帰・木通・地黄・車前子・沢瀉各3.0、芍薬・山梔子各2.0

うんせいいん
温清飲�57

温める四物湯と熱を清する黄連解毒湯をあわせたもの。

地黄・芍薬・川芎・当帰各3.0、黄芩・黄柏・黄連・山梔子各1.5

ぢづそういっぽう
治頭瘡一方㊿

頭瘡（頭部湿疹）を治す1つの処方。

川芎・蒼朮・連翹各3.0、防風・忍冬各2.0、荊芥・紅花・甘草各1.0、大黄0.5

ごしゃくさん
五積散㊿

5つ（気・血・痰・寒・食）の病毒の鬱積を治す。実際は五積散料のエキス剤。

蒼朮3.0、陳皮・当帰・半夏・茯苓各2.0、甘草・桔梗・枳実・桂皮・厚朴・芍薬・生姜・川芎・大棗・白芷・麻黄各1.0

きひとう
帰脾湯㊿

脾（消化機能）を帰らせる処方。

黄耆・酸棗仁・人参・白朮・茯苓・竜眼肉各3.0、遠志・大棗・当帰各2.0、甘草・生姜・木香各1.0

にょしんさん
女神散㊿

女性の症状に有効。実際は女神散料のエキス剤。

香附子・川芎・蒼朮・当帰各3.0、黄芩・桂皮・人参・檳榔子各2.0、黄連・甘草・丁子・木香各1.0

ちょういじょうきとう
調胃-承気湯㊿

胃腸の状態を調え、気をめぐらせる。

大黄2.0、甘草1.0、芒硝0.5

へいいさん
平胃散㊿

胃の機能を和平にする。実際は平散料のエキス剤。

蒼朮4.0、厚朴・陳皮各3.0、大棗2.0、甘草1.0、生姜0.5

ちだぼくいっぽう
治打撲一方㊿

打撲による腫脹疼痛を治す。一方は煎じて服用するの意味。

桂皮・川芎・川骨・樸樕各3.0、甘草1.5、丁子・大黄各1.0

せいはいとう
清肺湯㊿

肺の熱を清める処方。

当帰・麦門冬・茯苓各3.0、黄芩・桔梗・杏仁・山梔子・桑白皮・大棗・陳皮・竹筎・天門冬・貝母各2.0、甘草・生姜・五味子各1.0

じいんしほうとう
滋陰-至宝湯㊿

陰を滋する重宝な処方。

香附子・柴胡・芍薬・知母・陳皮・当帰・麦門冬・白朮・茯苓・地骨皮各3.0、貝母2.0、薄荷・甘草各1.0

じいんこうかとう
滋陰-降火湯 93

陰を滋し、火を降ろす（消炎、解熱）処方。

蒼朮3.0、地黄・芍薬・陳皮・当帰・麦門冬・天門冬各2.5、甘草・知母・黄柏各1.5

けいひとう
啓脾湯 128

脾（消化機能）を開く（啓）処方。

蒼朮・茯苓各4.0、山薬・人参・蓮肉各3.0、陳皮・沢瀉・山査子各2.0、甘草1.0

つうどうさん
通導散 105

停滞した血液の通りを良くする処方。実際は通導散料のエキス剤。

枳実・大黄・当帰各3.0、甘草・紅花・厚朴・陳皮・木通・蘇木各2.0、芒硝1.8

せいしょえっきとう
清暑-益気湯 136

補中益気湯の親戚で、暑さを清ます処方。

蒼朮・人参・麦門冬各3.5、黄耆・当帰・陳皮各3.0、黄柏・甘草・五味子各1.0

うんけいとう
温経湯 106

径（ここでは血管のこと）を温める処方。

麦門冬・半夏各4.0、当帰3.0、甘草・桂皮・芍薬・川芎・人参・牡丹皮・阿膠各2.0 生姜・呉茱萸各1.0

ちょうようとう
腸癰湯

腸の膿瘍に有効。

薏苡仁8.0、冬瓜子6.0、桃仁4.0、牡丹皮3.0

りっこうさん
立効散 110

立ちどころに効果があらわれることから。実際は立効散のエキス剤。

細辛・升麻・防風各2.0、甘草1.5、竜胆1.0

その他

おつじとう
乙字湯③

原南陽が作った第2号処方といった意味あい。

当帰6.0、柴胡5.0、黄芩3.0、甘草2.0、升麻1.0、大黄0.5

にちんとう
二陳湯(81)

陳皮・半夏（陳久がよい）を含む5種の生薬から成る。

半夏・茯苓各5.0、陳皮4.0、甘草1.0、生姜1.0

にじゅつとう
二朮湯(88)

蒼朮と白朮を含む12種類の生薬から成る。

半夏4.0、蒼朮3.0、黄芩・香附子・陳皮・白朮・茯苓・和羌活・天南星・威霊仙各2.5、甘草・生姜各1.0

しんぴとう
神秘湯(85)

神秘的で霊験あらたかな薬効のある処方。

麻黄5.0、杏仁4.0、厚朴3.0、陳皮2.5、甘草・柴胡各2.0、蘇葉1.5

せんきゅうちゃちょうさん
川芎-茶調散(124)

川芎を含む9種の生薬から成り、茶で調えて服用したことによる。実際は川芎茶調散料のエキス剤。

香附子4.0、川芎3.0、荊芥・薄荷・白芷・防風・羌活各2.0、甘草・茶葉各1.5

クイズを解きながら漢方に親しもう

Q1 漢方ですべての病気が治りますか？

A1 治る訳がありません。

短所：漢方にも当然治療できない疾患が多数ある。
長所：今の医学が完璧でない時に、昔の知恵を使うのは悪くない。

　昔は、漢方しか知恵がありませんでした。西洋医学がない時代の医療行為です。すべての病気や訴えを漢方で治そうという気概を持って、急性期の病気や慢性期の病気を治すことを試みました。しかし、残念ながらすべての病気を治すことは無理でした。明治になり、そしてわが国にも西洋医学が本格的に輸入され、ある意味その素晴らしさに圧倒されて漢方は不遇の時代となりました。今度は、現代西洋医学が万能でないことに気がつきましょう。そんな時に漢方を使ってみる。それがモダン・カンポウの立ち位置です。

　がんを漢方で治してくれ。それはむしろ滑稽でしょう。まず西洋医学的治療をして、そして漢方を補完的に使用することは大賛成です。

　糖尿病を漢方で治してくれ。これも無理でしょう。糖尿病に伴う症状が幾分軽減することがあるでしょうが、重症糖尿病であればインスリン治療が大切に決まっています。

　高血圧を治してくれ。これも漢方単独では期待薄です。でも随伴症状は楽になることがあります。高血圧という現代医学が発達したから定義される病名に振り回されるのはおかしいという指摘もありますが、明らかに血圧が高いときに降圧剤で対処することは当然です。

　「なんでも食べたい。でも痩せたい。漢方でお願いします」これも無理でしょう。漢方は食事の制限や、間食の禁止、適度な運動などをして

も痩せない人に、女神がほほえむように報いることはありますが、「何でも食べたい、でも痩せたい」というのは論外ですね。

漢方は養生の1つです。西洋医学的治療をしっかり受けて、適切な日常生活を送るように努力をして、そして漢方が役立つのです。それが、モダン・カンポウの立ち位置です。

自分の経験を書き加えます。わたしは桂枝茯苓丸㉕と大柴胡湯⑧を何年も服用しています。体重が減り、ウエストが細くなり、花粉症が治り、イボ痔の手術も行わずに済み、肩凝りもなく、快便、快眠です。しかし、運動によって培われるバランス感覚の向上、ストレッチによる筋肉の柔軟性、有酸素運動による心肺機能の強化、筋トレによる適切な筋力などは、全く漢方薬では改善できないのです。運動を始めて漢方の限界にはっきりと気がつき、漢方は養生の1つと本当に腑に落ちている今日この頃です。

Q2 日本漢方のバイブルは何ですか？

A2 日本漢方のバイブルである傷寒論は約1800年前のものといわれています。

短所：古くさい。
長所：それほど昔の知恵にて、当然ながら現代医学的な病名が不要。

図には傷寒卒病論とありますが、これが傷寒論です。傷寒論は急性疾患を、金匱要略は慢性疾患を扱っており、両方を合わせて傷寒雑病論などとも呼びます。しかし、これは1800年前の原本ではありません。なぜなら、1800年前には紙が普及していません。そこで、竹を割って、その裏に墨で書いたと言われています。竹簡というそうです。その竹簡を、紙が普及した時代に集めて、そして、きれいな紙に書き写されたものが写真のものです。ですから、1800年前のオリジナルとは加筆修正、移し違い、紛失などがある可能性も否定できず、「後人の追加」と後々の

解説書にいわれるようなことが起こります。モダン・カンポウでは、古典を最初から読む必要はありませんが、漢方処方に慣れ親しんできたら、是非読んでみることをお勧めします。常に処方選択の役に立つことを念頭に、そんな文章だけを選んで、読んでいくと読みやすいかと思っています。すべてを理解しようと思って最初から最後まで読み通すことは、古典の勉強が目的ではないので、わたしは必要ないと思っています。処方選択の知恵をもらうために読みましょう。そして新しい時代のものから、つまり、勿誤薬室方函口訣や類聚方広義などを傷寒論よりも先に読んだほうが、入門者には易しいと思っています。

傷寒卒病論

余毎覧越人入虢之診、望齊侯之色、未嘗不慨然歎其才秀也。怪當今居世之士、曽不留神醫藥、精究方術、上以療君親之疾、下以救貧賤之厄、中以保身長全、以養其生。但競逐榮勢、企踵權豪、汲汲惟名利是務、崇飾其末、忽棄其本、華其外、而悴其内、皮之不存毛将安附焉。

Q3 漢方薬と民間薬の違いは何ですか？

A3 民間薬は生薬が１種類。漢方薬は生薬の足し算。

短所： 漢方は足し算とバランスの結晶にて、多数の漢方薬を併用するとそのバランスが壊れる可能性がある。

長所： 漢方は体全体を治すようにセットアップされているので、体全体が治ることがある。

民間薬は生薬が１種類です。伝統的にこんな生薬をこんな風に摂取すると、こんな訴えに有効なことが多いという生活の知恵です。民間薬も結構有効です（大塚敬節、漢方と民間薬百科）。一方、漢方薬は生薬が通常複数です。民間薬である生薬を長い経験から足していき、そして作用を強め、副作用を減らし、まったく新しい作用を作り出していったのです。実は、生薬が１種類でも漢方に分類されているものが例外的にあります。独参湯（人参だけ）、甘草湯（甘草だけ）、将軍湯（大黄だけ）などです。エキス剤では甘草湯があります。また、ツムラのエキス剤では生薬が２種類よりなるものがもっとも構成生薬数が少なく、芍薬甘草湯(68)、大黄甘草湯(84)、桔梗湯(138)の３種が２種類の生薬から成っています。一方で、最も多いのは防風通聖散(62)の 18 種、荊芥連翹湯(50)や疎経活血湯(53)は 17 種類の生薬から成っています。

西洋薬は通常純物です。HPLC（高速クロマトグラフィー）などで分析すればワンピークとして表現されます。現代西洋薬学の歴史は 1804 年に始まったと私は思っています。その理由は、1804 年はアヘンの主成分がモルヒネと判明した年だからです。その後の約 200 年の間に、われわれが臨床で使用しているたくさんの西洋医学的薬剤が開発されたことがわかります。西洋医学的薬剤のほとんどは純物でワンピークです。漢方が生薬という不純物の、それも生薬の足し算であることと根本的に異なります。

Q4 ○○湯、△△散、□□丸とは何ですか？

A4 ○○湯は煎じ薬、△△散は散剤、□□丸は蜂蜜など散剤を固めた丸剤です。

短所：煎じ薬は時間がかかる。携行に不便。
長所：煎じ薬は生薬の増量・減量、新しい生薬の追加が可能。

　一番頻度が高い漢方薬の製法は、いわゆる煎じ薬です。生薬の組み合わせである漢方薬ですが、それぞれの生薬を約 600 mL の水に入れて、それを約 300 mL となるまで煮詰めて、そして1日2〜3回服用するのです。そういう漢方薬を○○湯と名付けています。また△△散は煎じるのではなく、生薬を砕いて散状にして直接飲みます。□□丸は散状になったものを、蜂蜜を火にかけて固めた錬蜜などで丸状にしたものです。また、「料」という字を加えて、△△散料、□□丸料といいます。それは、△△散や□□丸を作る分量を煎じて飲みましょうという意味です。それぞれの患者さんに合わせて作成可能ですから、生薬の増量や減量、また他の生薬を加えるなどが簡単にできます。便通を調えるために大黄の量を加減することなどが当然のようにできるということです。

Q5 漢方エキス剤とは何ですか？

A5 高級ブレンドインスタントコーヒーと説明しています。

短所：煎じ薬のように微妙なさじ加減ができない。
長所：処方が簡単、保管が簡単、携帯しやすい、品質が一定。

　患者さんには高級ブレンドインスタントコーヒーみたいなものと説明しています。はじめからブレンドの割合は決まっていますので、自分の

好みに従って、酸味のある豆を増そうとか、苦味のある豆を増そうというようなことはできません。微妙なさじ加減ができないことは致し方ないですが、携行が簡単で、品質が一定しており、保管が長期間できるなどの利点があります。使用期限は、大建中湯⑩のエキス剤が製造から3年間、その他のエキス剤が5年間です。結構長期間の保管が可能ですね。

ツムラの五苓散エキスは、実は五苓散料のエキス剤で、桂枝茯苓丸㉕や八味地黄丸⑦は桂枝茯苓丸料や八味地黄丸料のエキス剤です。ウチダ和漢薬の医薬品である八味丸は八味地黄丸料ではなく、昔ながらの八味地黄丸です。

Q6 エキス剤の粉末は何ですか？

A6 エキス＋賦形剤です。多くの製薬メーカーでは賦形剤には乳糖を使用しています。

短所：乳糖不耐症では下痢や腹満を生じる人がいる。
長所：煎じ薬よりも持ち運びが便利で、簡単に飲める。

乳糖不耐症の患者さんには困ります。賦形剤に乳糖を使用していないメーカーのエキス剤を探す方法もありますが、処方数が大幅に減ります。また、乳糖不耐症のくすりであるガランターゼ散®50％（田辺三菱製薬）と一緒に飲む方法もあります。ガランターゼ散®の成分はβ-ガラクトシターゼで、ラクトースをグルコースとガラクトースに分解します。乳糖の約10分の1の量を同時に内服します。

Q7 名医の打率は何割ぐらいですか？

A7 100%最初の処方が当たることばかりではありません。

短所：最初から有効な漢方薬に当たらないことがある。
長所：当たらなければ次の処方を順次使用していけばよい。

これはよくわかりません。しかし、10割でないことは、過去の症例報告などをみれば明らかです。ある処方を出して、そして効かない、ある程度効いたなどを参考に処方を変えています。名医でも処方に診断させながら、より適切な処方を探していくのです。モダン・カンポウが患者さんと一緒により有効な処方を探すことと同じですね。違いは、昔の知恵を使うと早く有効な薬に出会うことができるということです。

Q8 漢方薬で食卓に上がるものでは何がありますか？

A8 山薬（やまいも）、蜀椒（さんしょ）、甘草、小麦（こむぎ）、大棗（なつめ）、陳皮（温州ミカンの皮）、生姜、冬瓜、菊花、薄荷など。

短所：現代医薬品と比べて、あまりにも異なる。
長所：食べ物の延長なので安心、安全、養生の１つである。

夜泣きの特効薬といわれている甘麦大棗湯（かんばくたいそうとう）(72)は字の如く、甘草と小麦、そして大棗（たいそう）の３種類です。まったく食事の延長、いや食事そのものと言っても過言ではないですね。そんな組み合わせで、夜泣きの特効薬になるのですね。

> **Q9** 漢方はいつ内服するのでしょうか？

> **A9** 添付文章には食前または食間と書いてあります。
> **短所**：内服を忘れやすい。
> **長所**：胃潰瘍などができることはない。

　漢方は足し算の結晶です。西洋薬のほとんどは純物です。足し算ということは、あまりに多くを足しすぎると効果が減少または消失することを意味します。漢方が食物の延長で、かつ足し算の結晶とすると、食前や食間という空腹状態で内服することは利にかなっています。ですから、どの漢方薬エキス剤の添付文章をみてもすべてに食前または食間と書いてあるのです。

　では、それほど空腹時の内服に拘泥すべきなのでしょうか。僕はそうは思っていません。自分でも食後に飲むこともあります。空腹時のほうがより効果的だということで、食前や食間の内服を忘れたときは、食後の内服で問題ないと説明しています。

　また、地黄や当帰、川芎、麻黄、石膏などは空腹時に飲むと胃に障ります。そんなときは敢えて、食後の内服を進めたほうが、問題なく内服ができることもあります。臨機応変でよいのではと思っています。

> **Q10** 漢方薬は何剤まで併用できるのでしょうか？

> **A10** 1剤または相性のよい2剤が基本と考えられています。
> **短所**：処方が増えると、漢方が効かなくなる可能性が高くなる。
> **長所**：多くの病気が少ない処方で治るので医療経済に資する。

漢方薬には沢山の成分が含まれているので、（言葉を換えれば純物ではないので）、どの成分が有効なのかがいまだに判然としていません。むしろ、複数の成分が有効であると考えたほうが腑に落ちます。その理由を葛根湯①を例にとって説明しましょう。葛根湯①は、7種の生薬から成っています。葛根、麻黄、桂皮、芍薬、甘草、生姜、大棗です。もしも1つの成分、ワンピークが有効であるなら、そのワンピークを含む生薬だけを飲むという民間薬療法で十分なはずです。ワンピークが葛根の中にあれば、葛根湯①ではなくくず湯を飲めばそれでよいはずです。実は葛根はくずの根でくず粉とは微妙に異なります。ワンピークが生姜の中にあれば、葛根湯①ではなく生姜湯を飲めば済むのです。くず湯や生姜湯ではなくて葛根湯が1800年以上にもわたって生き残っているのは、葛根湯①の7つの生薬の配合が大切なのです。

　また、桂枝湯㊺は葛根湯①から麻黄と葛根を抜いた、5種の生薬から成ります。葛根湯①はがっちりタイプの風邪薬、桂枝湯㊺は弱々しいタイプの風邪薬ですので、生薬の加減でターゲットとする人が変わってきます。ですから、足し算や分量は大切な要素です。

　そうすると、いくつもの漢方薬をどんどんと増やして飲んでいくと効かなくなる可能性があるのです。この可能性を理解しながら飲めば、問題ありません。そして効く漢方と効く漢方を足しても結構効くことも経験します。

　大切なことは、処方するに当たって、過去の経験によらない足し算や漢方同士の併用は効かなくなる可能性があるということをわかっているかどうかです。

Q11 漢方を処方したときに中止するべき西洋薬はありますか？

A11 ありません。

短所：西洋医学の向こうを張るのはむずかしいというイメージ。
長所：西洋薬を中止する必要はないので補完医療には最適。

モダン・カンポウの立ち位置はあくまでも、西洋医学の補完医療です。現代西洋医学で治らない訴えや症状に漢方薬エキス剤を処方します。そして、漢方薬の処方を始めるからといって、中止すべき西洋薬はありません。あくまでも続行です。むしろ、漢方薬を始めたと同時に西洋薬を中止したのでは、悪化したときに西洋薬を止めたためか、漢方薬が効いていない、または漢方薬の副作用かが判別不能となります。

Q12 アレルギーが起こりやすい生薬はありますか？

A12 桂皮、人参、地黄にご注意下さい。

短所：どの生薬のどの成分のアレルギーなのか判断に苦しむ。
長所：死亡するようなアレルギーは起こったことがない。

漢方薬は食べ物の延長です。つまり、食物アレルギーに相当するものはいつでも起こりえます。頻度の高いものは桂皮、人参、地黄と言われていますが、他のものでもアレルギーが生じる可能性はあるのです。まず、桂皮、人参、地黄を疑いましょう。僕はアレルギー症状が起こったときには香蘇散⑩を処方しています。香蘇散には、特に魚のアレルギーに効くと言われ、また桂皮、人参、地黄は含まれていません。つまり、香蘇散⑩でアレルギーが出るようであれば、処方できる漢方薬はまずな

いということです。

Q13　麻黄で注意すべきことは何ですか？

A13　麻黄(まおう)にはエフェドリンが入っています。ですから、エフェドリンの副作用が麻黄剤で起こりえるのです。

短所：知らずに処方すると循環器疾患を悪化させる。

長所：エフェドリン単剤よりは安全。

麻黄にはエフェドリンが含まれています。血圧を上げる薬ですね。冠動脈の攣縮も起こります。尿閉となることもあります。よい作用としては、気管支拡張作用があり、交感神経の興奮作用があります。麻黄を含む漢方薬は覚えておくほうがよいでしょう。特に「麻」の字を含まない漢方薬は要注意です。

「麻」の字がある漢方エキス剤５種

麻黄湯(まおうとう)㉗	麻杏甘石湯(まきょうかんせきとう)(55)	麻杏薏甘湯(まきょうよくかんとう)(78)
麻黄附子細辛湯(まおうぶしさいしんとう)(127)	桂麻各半湯(けいまかくはんとう)	

「麻」の字を含まない、麻黄を含む漢方薬 10 種

葛根湯(かっこんとう)①	葛根湯加川芎辛夷(かっこんとうかせんきゅうしんい)②	小青竜湯(しょうせいりゅうとう)⑲
越婢加朮湯(えっぴかじゅつとう)㉘	薏苡仁湯(よくいにんとう)(52)	防風通聖散(ぼうふうつうしょうさん)(62)
五積散(ごしゃくさん)(63)	神秘湯(しんぴとう)(85)	五虎湯(ごことう)(95)
桂芍知母湯(けいしゃくちもとう)		

麻黄含有処方による副作用報告（死亡例）は6例あり、葛根湯①2例、小青竜湯⑲2例、麻黄湯㉗1例、麻黄附子細辛湯(127)1例ですが、狭心症を起こして死亡した例はありません。麻黄含有処方による死因は多臓器不全、間質性肺炎などと報告されていますが、関連は明らかではありません。

l-ephedrine、l-N-methylephedrine、d-pseudoephedrine、ephedradineA～Cなどが入っているので、エフェドリン単独よりも副作用が少ないのではと思われています。

Q14 甘草を含む漢方薬で注意すべきことは何ですか？

A14 偽アルドステロン症による浮腫、高血圧、低カリウム血症です。

短所：個人差があるので、誰が起こしやすいかわからない。
長所：徐々に起こるものなので、簡単な注意で防げる。

甘草は漢方エキス剤の4分の3に含まれています。一番多く含むものは、1日量として芍薬甘草湯(68)の6g、次いで甘麦大棗湯(72)の5gです。3gは小青竜湯⑲、人参湯㉜、五淋散(56)、芎帰膠艾湯(77)、桂枝人参湯(82)、黄連湯(120)、排膿散及湯(122)、桔梗湯(138)などです。

多くの漢方薬に含まれていますので、甘草を含まない漢方薬を知ることが臨床では役立ちます。偽アルドステロン症が疑われたときでも使用できるということです。

甘草を含まない漢方薬

八味地黄丸⑦	六味丸⑧⑦	牛車腎気丸⑩⑦
半夏厚朴湯⑯	大柴胡湯⑧	黄連解毒湯⑮
五苓散⑰	小半夏加茯苓湯㉑	当帰芍薬散㉓
桂枝茯苓丸㉕	真武湯㉚	呉茱萸湯㉛
大黄牡丹皮湯㉝	木防已湯㊱	半夏白朮天麻湯㊲
猪苓湯㊵	猪苓湯合四物湯⑪②	四物湯㋍
七物降下湯㊻	温清飲㊼	茯苓飲㊽
茯苓飲合半夏厚朴湯⑯	茵蔯五苓散⑰	茵蔯蒿湯⑬⑤
大建中湯⑩⓪	三物黄芩湯⑫①	桂枝茯苓丸加薏苡仁⑫⑤
麻子仁丸⑫⑥	麻黄附子細辛湯⑫⑦	大承気湯⑬③
梔子柏皮湯	四苓湯	当帰芍薬散加附子
大柴胡湯去大黄	柴胡加竜骨牡蛎湯⑫	三黄瀉心湯⑬
辛夷清肺湯⑩④		

Q15 排便を促す作用がある生薬は何ですか？

A15 排便を促す作用がある生薬の代表はなんといっても大黄と芒硝です。ほかにもいろいろな生薬に便通改善効果はあります。

短所：大黄や芒硝の作用が強すぎると腹痛がきて下痢となる。
長所：漢方薬で便秘を治すと他の症状も治る。

　大黄や芒硝を含む漢方薬をそれが飲めない人に与えると恨まれます。飲めないというのは死んでしまうというのではなく、下剤の効果を出すと同時に、腹痛が生じるという意味です。飲める人にとっては気持ちのよい消化管の蠕動亢進が、飲めない人には本当に辛い腹痛となるのです。心配なときは、芒硝を含まないでかつ大黄が少ないような下剤から始めましょう。麻子仁丸⑫⑥や潤腸湯㊿がなんといっても安全です。

大黄を含む漢方薬エキス剤 16 種類

乙字湯③　　大柴胡湯⑧　　大黄牡丹皮湯㉝
潤腸湯㊿　　治頭瘡一方㊾　　桃核承気湯㉛
防風通聖散㊽　　調胃承気湯㊼　　大黄甘草湯㊱
治打撲一方㊽　　通導散⑩　　三黄瀉心湯⑬
麻子仁丸⑯　　大承気湯⑬　　桂枝加芍薬大黄湯⑭
茵蔯蒿湯⑮

芒硝を含む漢方薬エキス剤 6 種類

大黄牡丹皮湯㉝　　桃核承気湯㉛　　防風通聖散㊽
調胃承気湯㊼　　通導散⑩　　大承気湯⑬

芒硝を含むものは大黄も含んでいます。

　また、大黄を含んで一番マイルドな緩下作用をもつ麻子仁丸⑯や潤腸湯㊿でも軽い腹痛があるときなどは、大黄を含まないで緩下作用をもつ漢方薬を使用します。柴胡が入っているものはどれも軽い緩下作用がありますので、加味逍遙散㉔や小柴胡湯⑨などもお勧めです。また大建中湯⑩も大黄は入っていませんが便が軟らかくなり緩下作用を持ちます。

　便秘を漢方薬で治療すると、他の症状がよくなったということを少なからず経験します。是非、各人の体にあった緩下作用を持つ漢方薬を使用して下さい。まず麻子仁丸⑯や潤腸湯㊿から始めれば安心です。快便感が少ないときには、順に大黄の含有量が多い大黄甘草湯㊱や、大黄と芒硝を含む桃核承気湯㉛に変更していきましょう。

Q16 肝機能障害を起こしやすい生薬と処方はありますか？

A16 黄芩(おうごん)が肝障害に関係が深いと思われています。黄芩を含む漢方薬は 27 種類です。一方で肝機能障害を起こしやすい処方はなんといっても、防風通聖散(ぼうふうつうしょうさん)㉖です。使用量が多いことにも起因しますが、頻度的には際だっています。

短所：2〜3ヵ月毎に採血をしたほうが安全。
長所：肝機能障害を起こす頻度が高いものは限られている。

　モダン・カンポウの立ち位置は西洋医学的治療で治らない訴えや症状で、かつ西洋医学的薬剤は中止しないので、多くの患者さんは他の医師にも診てもらっています。多くは定期的に採血検査がなされています。しかし、まれにまったく採血検査をしていない人がいます。そんな時は、数ヵ月に一度は採血を勧めています。肝機能とカリウム値が大切なのですが、生活習慣病に関する採血なども患者さんの希望にそって追加しています。

Q17 漢方薬の重篤な副作用は何ですか？

A17 小柴胡湯(しょうさいことう)⑨の間質性肺炎です。

　小柴胡湯⑨で死亡例が報告されています。頻度は 2 万分の 1 と言われています。
　小柴胡湯で 30 人の因果関係が否定できない死亡報告があり、明らかに関連ありが 1 人、おそらく関連ありが 8 人、関連あるかもしれないが 21 人です。

短所：死亡例が報告されている。
長所：ごくまれにて基本的に安心。交通事故死と同じ頻度。

小柴胡湯⑨の添付文書には、使用禁忌事項として3つが挙げられています。

1．インターフェロン投与中
2．肝硬変・肝がん
3．肝機能障害で血小板が10万以下

　間質性肺炎の原因は柴胡を含む漢方薬だとも言われています。柴胡を含む漢方エキス剤は20数種類です。しかし、黄芩が原因だとも考えられています。「柴胡」の名前が入る漢方薬エキス剤には基本的に柴胡に黄芩が加えられています。一方で、柴胡も黄芩も含まれていない漢方薬でも間質性肺炎を起こしたと疑われているものがあります。間質性肺炎は漢方だけが原因ではないのですが、他の原因が明らかでないときは、漢方薬が原因として疑われる可能性が一番高いのです。エキス剤を使用する立場からは、間質性肺炎はどの漢方薬でも頻度は少ないが起こりうると思っておくことが大切です。空咳には要注意だと医師が思っておくことが大切でしょう。

　1990年代に肝炎という病名で小柴胡湯⑨がたくさん投与されました。ツムラも年間300億円を売り上げたと言われています。そして、間質性肺炎の死亡例が報告されて、肝炎に対してオートマチックに処方するという方法は激減しました。上記の禁忌事項が追加されたのです。この禁忌事項に当てはまらなくても間質性肺炎は起こりますが、頻度はずっと減ります。柴胡剤はたしかにまれに危険がありますが、私自身も私の家族も平気で飲んでいます。患者さんにも普通に処方しています。

　ちなみに、今日までツムラの漢方エキス剤で死亡と明らかに関連有りと主治医が判断したものが8例となっています。これは主治医の判断のみで、第三者機関による検証などはされていません。また、生活習慣病に頻用されている西洋薬でも死亡と関連ありと主治医が判断したものが散見されますので、特別漢方薬だからといって、危険性が西洋薬と比べて高いということではないと思われます。

Q18 漢方の妊婦に対する安全性について教えて下さい

A18 エキス剤を飲んで流産したという報告はありません。

短所：他の原因で流産したときに疑われかねない。
長所：基本的に食べ物の延長にて、食物と同じように考えればよい。

　エキス剤で流産の報告例はありません。安全と思っています。ある生薬を高濃度に煎じて飲むと流産の危険があると記載されていますが、もしもそれが確実であれば流産薬として世に出回っているはずです。残念ながら安全に流産させる方法は漢方の知恵でもありませんでした。少なくとも妊娠を知らずにエキス剤を1週間飲んでも、1ヵ月飲んでも流産をしたという報告はありません。

　しかし、漢方薬は食品の延長で単一ピークではないので、漢方薬の含有成分のすべてが絶対に安全とは言い切れないのです。よって、どのエキス剤の添付文書にも妊婦に対する安全性は確立していないと書いてあります。漢方エキス剤で流産、早産した報告例は今までのところありませんが、もしも流産や早産が生じたときに漢方エキス剤が疑われるのは当然です。添付文書に記載があるのですから。ですから、飲んで基本的に問題ないのと、何か起こったときに漢方が疑われるのは全く別問題なのです。くれぐれも、妊娠中に漢方エキス剤を始める場合は100％の安全は保証できないと患者さんに言っておきましょう。しかし、「西洋薬を用いるよりは安全だと思うし、自分の家族であれば、漢方薬を飲む」とでもお話しするのがよいと思っています。

Q19 ドーピング検査で陽性となる漢方薬は何ですか？

A19 ドーピング検査で陽性となる可能性がある漢方薬はなんといっても麻黄含有製剤です。

短所： 麻黄（まおう）がドーピングで陽性となることは間違いない。

長所： 麻黄の他は必ず陽性となるものはない。

しかし日本ダンススポーツ連盟では、麻黄を含む薬剤のほか、潤腸湯（じゅんちょうとう）51、炙甘草湯（しゃかんぞうとう）64、麻子仁丸（ましにんがん）126などの麻子仁を含む薬剤についてもドーピング違反なる可能性があるとしています。各スポーツ連盟に確認することが一番安全です。

麻黄剤は漢方の痛み止めです。ドーピング検査がないような市民レベルの大会に出たいが、または普通にスポーツをしたいが、西洋医学的な鎮痛剤で痛みがとれないときなどは、越婢加朮湯（えっぴかじゅつとう）28などが著効することがあり、度々喜ばれています。

Q20 診療ガイドラインに載っている漢方薬は？

A20 診療ガイドラインに載っている漢方薬は2010年の時点では推奨グレードがB以上のものは以下の7処方、8疾患です。

短所：グレードB以上の漢方薬はたったこれしかない。

長所：グレードC（使用してもよい）を含めれば結構ある。

診療ガイドラインに載っている漢方薬

①小青竜湯（しょうせいりゅうとう）⑲　（通年性アレルギー性鼻炎）　グレードA

アレルギー性鼻炎の科学的根拠に基づく医療によるガイドライン策定に関する研究2000

②麦門冬湯（ばくもんどうとう）㉙　（咳感受性の亢進している気管支喘息）　グレードA

EBMに基づいた喘息治療ガイドライン2004

③桂枝茯苓丸（けいしぶくりょうがん）㉕　（更年期障害）　グレードB

心身症診断・治療ガイドライン2006

④加味逍遥散（かみしょうようさん）㉔　（更年期障害）　グレードB

心身症診断・治療ガイドライン2006

⑤当帰芍薬散（とうきしゃくやくさん）㉓　（更年期障害）　グレードB

心身症診断・治療ガイドライン2006

⑥六君子湯（りっくんしとう）㊸　（機能性ディスペプシア）　グレードB

心身症診断・治療ガイドライン2006

⑦柴朴湯（さいぼくとう）(96)　（アスピリン喘息と気管支喘息）　グレードB

EBMに基づいた喘息治療ガイドライン2004

ガイドラインに載せるには、ある程度有効率が高い必要があります。しかしモダン・カンポウでは「最初から有効な漢方薬に当たることを期待しない」という逆転の発想をしています。漢方は順次、処方を変更していきながら、トータルで結構な有効打率となるのです。ですから、病名や症状投与で有効打率が高いものはもちろん将来ガイドラインに採用される可能性があるのですが、有効だと臨床医が体感できているものでも、ファーストチョイスの漢方薬エキス剤の有効性が低いとガイドラインに採用されることは少ないと思います。

しかし、グレードCであれば、つまり行うように勧めるだけの根拠が明確でないが、使用してよいということであれば、いろいろな漢方薬が記載されています。漢方薬はいろいろな処方を試して総合的に有効であればよいので、モダン・カンポウの立ち位置からすれば、グレードCに入れてもらえばそれで十分なのです。

Q21 最も安価なエキス剤と最も高価なエキス剤は何でしょう？

A21 最も安いエキス剤は大黄甘草湯⑭、黄耆建中湯⑱で1包が13円25銭。最も高いエキス剤は柴苓湯⑭1包が153円90銭。エキス剤の単純薬価平均は1包約40円です。

短所:OTCで十分と言われかねない。
長所:安価にて非常に使いやすい。医療経済的にも効果あり。

最も安いエキス剤は1袋約13円です。そして健康保険が効きます。最も高価な柴苓湯でも1袋約154円です。漢方は生薬を煎じて作りますので、結構な費用がかかっています。石油などから合成できる現代医薬品の多くが、製造ラインにのれば、原価が極めて安いこととは対照的です。漢方は生薬の値段に左右されますので、生薬が高騰すれば売れば売るほど赤字ということも起こりえます。

Q22 漢方薬の医薬品としての市場は？

A22 1125億円。医薬品全体では8兆円8516億円の市場といわれています。漢方は全体の1.27%のみ（2009年度IMSデータより）。

短所：まだまだ普及していない。

長所：普及する余地は相当ある。

2008年（平成20年）4月現在、18社148処方761品目が薬価収載されています。薬価収載の生薬数は241種類です。なお、附子末（ぶしまつ）などは別品目としてカウントされています。漢方薬は多くの西洋薬に比べて比較的安価ですから、漢方薬の投与で西洋薬の使用頻度が減れば、医療経済的にも効果的に働きます。また、漢方は身体全体を治すことが建前になっており、1剤または相性の良い2剤の投薬でいろいろな症状が軽快することが多いのです。現代西洋薬のようにお薬手帳1ページが一杯になるほど多種の漢方薬が一緒に投薬されることはありません。これからますます漢方の市場が広がり、漢方エキス剤が国民の福祉と医療経済に貢献することを願っています。

Q23 保険適応外使用に関しては？

A23 患者さんの訴えが保険適応ではないときは詳細に経過や症状を聞いて、保険適応となるような訴えを探しましょう。

短所：保険者の審査で削られかねない。

長所：それぐらいいろいろな病気や訴えに有効。

女神散（にょしんさん）(67)には基本的に女性の症状しか記載がありません。血の道症、月経不順、産前産後の神経症などです。女神散の別名は安栄湯（あんえいとう）といわれ

合戦時に武士の高まる気分を落ち着かせるために使用したとも言われています。つまり、日常臨床でも男性に使用することがあります。こんなときは、男性血の道症などと保険病名をつけています。また、香蘇散⑦は胃腸虚弱で神経質な人の風邪の初期と書いてあります。香蘇散⑦はとても良い薬で気の巡りもよくなりますし、長期に常用することもあります。こんなときは、慢性風邪症などの病名はどうでしょうか。漢方を知っている保険審査の先生であれば、苦笑いしながら通してくれると思います。

　昭和50年頃に漢方薬を保険適応にするにあたり、良く効く病名を並べたのです。漢方は生薬の足し算で、個々の病気や訴えではなく、体全体を治すようにセットアップされていますので、乱暴な言い方をすれば、すべての症状が治る可能性があります。ですから心の中で保険適応外使用も致し方ないと思いながら、患者さんの訴えを聞いて、保険病名になるべく沿うような病名記載をしてください。

Q24　漢方はジェネリックではないのですか？

A24　漢方に特許はないでしょうから、ジェネリックと思いますが医療行政上はジェネリック扱いではありません。

短所：ジェネリックの比率を高めようと思っているときには困る。
長所：他社製品への変更が薬剤師の先生の判断ではできない。

　漢方は特許制度のない時代の知恵です。ですから西洋薬が特許切れとなり、多くの後発品メーカーがジェネリック医薬品を生産しています。漢方もある意味すべてがジェネリック医薬品のように思われます。しかし、漢方はジェネリック扱いではありません。理由の1つは、それぞれのメーカーで微妙に生薬の比率が異なることがあります。ジェネリック扱いではありませんので、葛根湯①を処方しようと思ってA社-1と処方箋に記載して、薬局にA社の製品がない場合は、ジェネリックのよう

に薬剤師の先生の判断で変更ができません。処方医に変更確認の連絡が入りますので、丁寧に対応してあげて下さい。

Q25 漢方が健康保険適応から外される可能性は？

A25 医療用漢方エキス剤が健康保険適応から外される可能性は医療行政上の問題にて、否定できません。

短所：保険から外されては、安価に漢方を使用できない。
長所：医療保険から外されても漢方文化が途絶えるわけではない。

　医療行政次第でまったくわかりません。2009年の事業仕分けで漢方薬の保険適応からの除外が論点になりました。幸い100万人近くの反対署名などが集まったこともあって、保険適応は継続されています。しかし、今後も保険適応とされるためにはそれぞれの努力が必要と思っています。モダン・カンポウの立ち位置は西洋医学の補完医療ですので、健康保険から外されては、とても使いにくくなります。モダン・カンポウがどんどんと一般臨床に浸透することが健康保険外しが再燃しない方法の1つと思っています。漢方は臨床試験なしに承認を受けた経緯があり、また医療用漢方エキス製剤も昭和55年以後は、製造承認にあたっては臨床試験の成績が必要となっています。そして臨床試験を経て医療用漢方エキス製剤となったものはありません。厚生労働省より再評価指定を受けGCPを遵守して行われた臨床研究は8症例が過去にありますが、今後も同じような臨床試験を要求される可能性もあります。モダン・カンポウは西洋医が使用することを想定しています。ですから逆転の発想で「最初から適切な漢方薬に当たることを期待しない」となっているのです。つまりGCPを遵守して行われた臨床研究に耐えるためには、有効性の群分けをしないで（除外項目である程度無効と思われる例を外せる）漢方エキス剤を病名や症状によってオートマチックに投与したときでも有意差がでる漢方エキス製剤をあらかじめある程度目星を付けてお

く必要があります。一方で、漢方理論や漢方診療によるアナログ的な群分けを、サイエンスを用いてデジタル的な群分けにできれば有意差がでるものもあるでしょう。それらができるまでは、「次々と処方を変更していきながら適切な漢方薬を探す」というモダン・カンポウの本当の意味と、その有用性を理解してもらいながら、普及させることが大切であると思っています。漢方薬は費用も安く、またいろいろな症状をまとめて治療できますので、医療経済的にも有益であるという視点も大切です。

STEP 3 実践

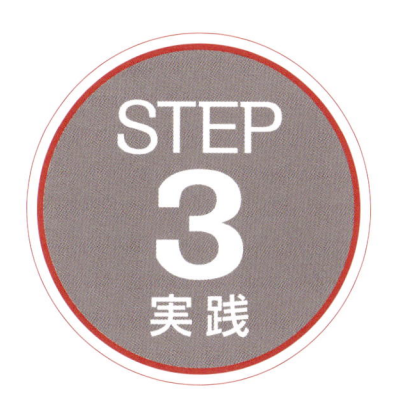

試飲しよう，そして自分と家族に処方しよう

STEP 3　実践　試飲しよう，そして自分と家族に処方しよう

　現代のエキス剤には、体を痛めつけるような生薬は含まれていません。麻黄、附子、大黄、芒硝などを過量に取らなければ、問題はほとんどありません。だから、西洋医学では病気ではない状態、漢方では未病の状態に、投与が可能なのです。

　人に出すのであれば、まず自分で飲んでみましょう。自分で飲むことができるのも漢方の魅力です。西洋薬を病気でもないのに、試して飲もうとは思いません。

漢方に親しむために自分で飲んでみる

　さて、漢方に親しむ一番の方法は自分で飲んでみることです。漢方は食材の延長で、一服飲んで重篤な副作用が生じることもありませんから、是非試して下さい。毎日、以下の1つを試していただけるとよいでしょう。また、数時間毎に1日3〜4包ぐらい試しても大丈夫です。漢方薬の味をいろいろと体験して下さい。また、ちょっと最初は怖いと感じるような漢方薬も飲んでみて下さい。偽アルドステロン症に関わる芍薬甘草湯⑱、間質性肺炎の小柴胡湯⑨、エフェドリンを含む麻黄剤である麻黄湯㉗、葛根湯①、麻黄附子細辛湯⑰、小青竜湯⑲なども飲みましょう。トリカブトの毒を減毒した修治附子末も是非味わって下さい。実際に飲むと、なぜか漢方との距離が急に縮まります。

桔梗湯 ㉜ とにかく美味しい

　桔梗と甘草の2つからなる漢方薬です。まずパッケージを空けて、100 mLのお湯にエキス剤を入れて溶かして下さい。そして、お茶を飲むように味わって下さい。これは多くの人が美味しいと言うと思います。美味しさを体感したら、次はしばらく常温に放置して、冷めたら冷蔵庫に入れてみましょう。そして、数時間を置いて、冷えた桔梗湯をうがいしながら、飲み込んで下さい。爽快感があると思います。この冷やしてうがいしながら飲む方法が桔梗湯の口の中の腫れや痛み、つまり口内炎、舌炎、歯肉炎、扁桃炎などにきく飲み方です。ちょっと咽が痛いときなどにも便利ですし、食事もできないような口内炎のときにも楽になります。

芍薬甘草湯 ㊳ ともかく甘い

　つぎは、芍薬甘草湯㊳です。字の通り芍薬と甘草から構成されている漢方薬です。こむら返りの特効薬ですので、日常診療に明日からでも使用できます。こむら返りに有効な西洋薬がありませんから。まず、100～200 mLのお湯に芍薬甘草湯㊳のエキスを入れて溶かしましょう。桔梗湯と同じように甘草が入っていますので、甘くて美味しいと思います。全部を飲む必要はありません。試飲で結構です。芍薬甘草湯㊳はこむら返りのほか、横紋筋、平滑筋を問わず筋肉の過剰な反応による痛みに効くと言われており、しゃっくり、胃痛、腰痛、尿管結石、生理痛などにも有効です。芍薬甘草湯㊳がエキス剤のなかでは甘草の含有量が多く、漫然と長期内服すると、体質により偽アルドステロン症を誘発し、足がむくむことがあります。

桂枝湯 ㊺ シナモンアレルギーをチェック

　漢方の基本処方と言われるものです。傷寒論という日本漢方のバイブ

ルの最初に登場する処方です。傷寒論は急性期の病気を集めたものですので、正確には急性期の漢方の基本処方です。桂皮、芍薬、甘草、生姜、大棗の5種から成っています。生姜と大棗は昔は家庭の食材や調味料として常備されていたと言われています。桂皮の味が結構すると思います。桂皮はシナモンです。京都のお土産の生八つ橋に含まれています。またスターバックスコーヒーにはシナモンがトッピング用として置いてありますね。桂皮は苦手な人がまれにいます。はっきりと桂皮にアレルギーがある人もいます。みなさんがそんな体質でなければ是非味わって飲んで下さい。漢方は食物の延長ですので、アレルギーがまれに起こります。起こりやすいものは、桂皮、人参、地黄と考えられています。死亡するようなアレルギーの報告はありません。なにか起これば漢方を止めれば済むのですが、その後の処方に少々苦慮します。工夫が必要です。桂枝湯㊺は麻黄が入っていないので、弱々しい方に処方可能です。風邪を引いたら、全員にこれを処方しても喜ばれます。気持ちが落ち着きよく眠れることも経験します。ちなみに桂枝湯㊺に麻黄と葛根を加えたものが、一番有名な漢方薬の葛根湯①です。

香蘇散 ⑰ これが飲めなきゃ他も飲めない

　桂枝湯㊺は麻黄を含まない風邪薬です。同じように麻黄のない風邪薬には香蘇散⑰があります。僕は香蘇散を愛用しています。香蘇散⑰は気を巡らす作用もあり、魚の食あたりに有効であったり、ともかく使用しやすい漢方薬です。他の漢方薬を飲んで痒くなったり、食物アレルギー様症状が出たときは、桂皮、人参、地黄などによる副作用をまず考慮します。そこで、そんな場合は、香蘇散⑰を投与してみるのもよい方法です。香蘇散⑰が飲めれば、少なくとも乳糖によるアレルギーや不調ではないとわかります。そして香蘇散⑰は乱暴な言い方をすればどんな訴えも治る可能性があります。乳糖単独ではアレルギー反応は起こらないはずですが、少量の混在しているタンパク質成分の影響でまれにアレルギーが生じます。

江戸時代には漢方医にかかるのはお金が相当かかったそうです。長屋の大家さんは実は店子の身元保証人で（連帯責任があったとも聞いています）、かつちょっとした病気の相談にものっていました。そのときの漢方あんちょこが衆方規矩とよばれるものです。この衆方規矩の最初に出てくる処方がこの香蘇散⑩です。

この香蘇散⑩も美味しいです。是非、味わって飲んで下さい。また、困ったとき、処方が思いつかないときには、ともかく香蘇散⑩を処方してみる方法があると納得してください。

麻黄附子細辛湯 ⑫ 麻黄が飲めるかチェック

次に、麻黄附子細辛湯⑫を飲んでみましょう。麻黄剤のなかでは一番やさしいと言われています。麻黄にはエフェドリンが含まれています。エフェドリンは麻酔中などに血圧を上げるために頻用されています。つまり、血圧が上がる可能性があります。しかし、エフェドリンを単独で使用するのとは違い、麻黄を経口投与するので、通常は血圧は上がりません。麻黄にはエフェドリン用物質（シュードエフェドリン、メチルエフェドリンなど）があるので、エフェドリンの悪影響は少なくなっていると思われています。また、エフェドリンは狭心症発作の誘発の副作用もあります。漢方薬を処方する上では、麻黄による高血圧、狭心症発作の誘発は絶対に忘れてはならない副作用です。しかし、麻黄含有エキス剤での狭心症発作による死亡例は報告されていません。

みなさんが特段の高血圧ではなく、狭心症が持病でなければ、まず自分で麻黄附子細辛湯⑫をお湯に溶かして飲んでみましょう。細辛の辛みがあります。附子が1日量で1g入っていますので、体が温まることも経験できます。

自分で漢方を飲むと、不快な影響や、万が一の怖い副作用も当然理解できますので、体感し親しむには一番の方法と思っています。是非是非、ご自身で飲んで下さい。

麻黄剤で一番やさしいと言われていますが、実は麻黄が1日量で4g

入っています。麻黄だけの量で言えば、麻黄が4gより少ない漢方薬はほかにもあり、（たとえば小青竜湯⑲は3gですが）、麻黄だけの比較で最も優しい麻黄剤として周知されているのではないことが理解できると思います。つまり、他の生薬との組み合わせがなにより大切なのです。麻黄附子細辛湯㉗は、字の如く麻黄と附子と細辛の3種から成っていますので、附子と細辛の作用で麻黄4gの影響を抑えていることが体感できると思います。

麻黄附子細辛湯㉗でドキドキ、ムカムカしなければまず使用可能です。そして本当に風邪をひいたときに試してみてください。もしも麻黄附子細辛湯㉗が強すぎるときは、汗が多量に出ます。風邪の時はじわーっと汗を出させることが漢方の鉄則です。汗が出すぎてしまう場合は、その漢方が強すぎることを意味します。

葛根湯① おなじみの葛根湯です。これも麻黄剤です

風邪薬の本当の初期に使用する漢方薬には体格によって、弱々しい方から香蘇散⑳（または桂枝湯㊺）、麻黄附子細辛湯㉗、葛根湯①、麻黄湯㉗とあります。香蘇散⑳は乳糖不耐症などがなければ、ほぼ全員が飲めます。桂枝湯㊺は桂皮にさえアレルギーがなければ、安全に全員が飲めます。では、風邪のときに全員に香蘇散⑳や桂枝湯㊺を処方すればよいではないかと思われます。それも有りです。処方に困れば、ともかく香蘇散⑳や桂枝湯㊺を出せばよいのです。しかし、麻黄を含む風邪薬である麻黄附子細辛湯㉗や葛根湯①、麻黄湯㉗が飲める人は、そちらを処方したほうが、早くすっきりと治ります。そんな快感が香蘇散⑳や桂枝湯㊺では得られないのです。風邪は治るけれど、少々時間が必要となります。つまり、自分がどの風邪薬を飲めるかを常日頃から知っていると風邪のときにより適切な風邪薬を使用できるのです。さて、香蘇散⑳が飲めた方は乳糖不耐症がないということです。桂枝湯㊺が飲めた方は桂皮のアレルギーがないということです。麻黄附子細辛湯㉗が飲めた方は、優しい麻黄剤は飲めるということです。

STEP ❸ 実践 試飲しよう，そして自分と家族に処方しよう

　葛根湯①は落語の枕話にも登場します。頭痛にも腹痛にも腰痛にも，そして付き添いにも出したという藪医者の典型のようなストーリーです。でも，ある意味それぐらい広く効くことがあるのが葛根湯①なのです。実は名医だったのかもしれませんね。実際，頭痛，下痢，関節痛にはちゃんと有効ですよ。葛根湯①は。
　葛根湯①が胃に堪えない，ドキドキしない人には毎日飲んでも問題ありません。葛根湯①に川芎と辛夷が加わった葛根湯加川芎辛夷②は蓄膿症もどきの特効薬です。西洋医学的に蓄膿症でなくても，鼻の通りが悪い，鼻だれがのどに落ちるなどに使用できます。そんなとき長期にわたって処方しても大丈夫です。麻黄で食欲が落ちたりすることがありますが，そんなときには止めればよいだけです。

麻黄湯㉗　麻黄剤の大関

　さて，香蘇散⑳（桂枝湯㊾），麻黄附子細辛湯⑫，葛根湯①と問題なく飲めた方は，麻黄湯㉗を飲んで下さい。まったく健康であっても飲んでかまいません。麻黄湯㉗を飲んでみて，なんとなく飲んだ感じがすることを体感して下さい。そして，通常は飲んでもほとんど問題ないことを納得してください。いままでの漢方薬を全量飲むとどうもムカムカする，ドキドキするなどの不快感があった方は，麻黄湯㉗の試飲は全量ではなく，少量にしてください。麻黄湯㉗の味を体感していただければ十分です。

補中益気湯㊶　疲れたときには飲みましょう

　これも 100〜200 mL のお湯に溶かして試飲してみましょう。人参と黄耆を含む参耆剤と呼ばれるものの代表格です。体に元気を付ける薬です。体格が華奢でいつも元気がない人にも使用できますが，いつもは元気だが，どうも仕事疲れ，育児疲れ，家事の疲労が溜まってというときなどにも有効です。元気をつけるドリンク剤を飲むような感覚で飲んでもらって大丈夫です。漢方は味が大切で，飲む必要がない人が，補中益

気湯㊶を飲んでも、何も起きないか、すこし美味しくないと感じる程度です。反対に補中益気湯㊶を美味しいと感じるときは、この薬が合っている可能性があり、少々疲れているのかもしれません。そんな方は全部飲み干して下さい。

十全大補湯㊽（じゅうぜんたいほとう）　こちらには地黄が入っています

　前述の補中益気湯㊶と同じような元気を付ける薬です。四君子湯㉕（茯苓、甘草、人参、朮）と四物湯㉑（当帰、芍薬、川芎、地黄）に桂皮と黄耆が入って全部で10種の生薬から成ります。補中益気湯㊶との違いは、地黄が含まれており、この地黄がまれに胃に堪えます。消化機能が弱いような元気がない人に使用する漢方薬ですが、その中に、胃もたれを起こす可能性がある生薬が含まれています。
　僕は補中益気湯㊶と十全大補湯㊽であれば、十全大補湯㊽のほうが美味しく感じます。いろいろと試してみてください。

当帰芍薬散㉓（とうきしゃくやくさん）　女性に出す漢方の横綱です

　女性が何か訴えれば、まず当帰芍薬散㉓を処方して、その効き具合を見てから、当帰芍薬散㉓の続行や他の漢方を考慮することでも診療上は問題ありません。男性が飲むこともありますから、みなさんも試飲してください。当帰はセロリの仲間ですから、なんとなくセロリの味がすると思います。美味しければ全部飲んで下さい。試飲で止めても結構です。男性女性を問わず、どんな訴えにも弱々しい人には当帰芍薬散㉓と小柴胡湯⑨、ガッチリタイプの人には桂枝茯苓丸㉕と大柴胡湯⑧を処方するという方法もあります。後者は僕が毎日飲み続けている処方です。漢方はみなさんに試飲していただいているように、お湯に溶かしたほうが（温服と言いますが）、より有効と言われていますが、僕が毎日飲んでいるときは、時間がないことも多く、エキス剤をポンと口に入れて、水で飲んでいます。それでもちゃんと効きます。

五苓散 ⑰　漢方の利尿剤です

　漢方の不思議なところは、脱水傾向のときには西洋薬の利尿剤であるラシックス®などとは異なり、利尿作用は発揮されず、むしろ水の保持作用があると言われています。利尿作用がある4つの生薬（茯苓、猪苓、蒼朮、沢瀉）と桂皮が入っています。まず五苓散⑰をお湯に溶かして味わってみて下さい。二日酔いのときなど、咽が乾いて、でも尿量が少ないときには著効します。興味がある方は、たくさん水を飲んでから五苓散⑰を飲むのと、次にサウナの後や夏の暑い時期で脱水状態のときに飲むのを比べてみて下さい。お湯に溶かさずに、エキスのまま飲んでも効果は十分です。

小柴胡湯 ⑨　ある意味有名な漢方薬です

　エキス剤で唯一厚生労働省の警告文書が記載されています。

禁忌	インターフェロン投与中 肝硬変・肝癌 肝機能障害で血小板が10万以下

　肝炎という病名に対して小柴胡湯⑨を頻用し、そして間質性肺炎を見逃し、死亡に至ったことが過去にありました。油断をすると漢方でも死亡例が生じます。空咳には注意しましょう。しかし、死亡率は2万例に1例といわれ、基本的に安全です。交通事故で死亡する確率とほぼ同じ、食中毒で死亡するようなものと患者さんには説明しています。

　最初は、なんとなく飲むことをためらうかもしれません。でも自分で飲みたくないものを患者さんに勧めるのは論外ですね。正しい事実を理解して、それでも小柴胡湯⑨をご自身でも飲みたくない方は、漢方を処方する資格はないと思います。自分で飲まない薬、自分が希望しない外科治療を人には勧めるというのは、僕は間違っていると思っていますから。

その踏み絵として、是非小柴胡湯⑨を飲んでみて下さい。
　小柴胡湯⑨は柴胡剤の代表格です。どの柴胡剤でも間質性肺炎は生じる可能性があります。また、どの漢方薬にも間質性肺炎が生じる可能性があります。

真武湯㉚　高齢者の万能処方

　茯苓、芍薬、蒼朮、生姜、附子の5種類の生薬から成ります。附子が入っているので温める効果があります。お年を召した方の万能薬的位置づけです。お年を召した方で、処方が思いつかない、次に何を出したらよいかわからない。そんなときに真武湯㉚を処方すると治ることがあります。

　お湯に溶かして味わって下さい。トリカブトを減毒した附子が1日量で0.5g入っています。あったまるという感じがあると思います。

　下痢には真武湯㉚が第一選択ですが、下痢のときは、お湯で飲む（温服）よりも、アツアツにしてフーフーしながら飲む（熱服）と有効と言われています。是非、熱服も試してみてください。

八味地黄丸⑦　初老期のファーストチョイス

　真武湯㉚と同じく附子を含みます。1日量が0.5gです。また地黄は6g入っています。ときどき胃がもたれます。そんなときは食後に飲むと胃もたれはなくなります。さて、八味地黄丸⑦に牛膝と車前子が加わったものが牛車腎気丸⑩です。八味地黄丸⑦も牛車腎気丸⑩も初老期の様々な症状を改善するパッケージです。病気ではないけれど、どうも数年前よりも老いたような気がする。腰が何となく痛い。膝が何となく痛い。しびれもある。気力・精力が衰えた。長い距離が歩けなくなった（間欠性跛行）といった症状です。昔は、白内障や難聴も初老期の訴えですので、これらを用いました。しかし西洋医学が進歩した今日、白内障はレンズ交換の手術でしょうし、難聴は適切な補聴器と思っています。

耳鳴りもなかなか漢方でよくなりませんが、漢方を希望する患者さんには八味地黄丸⑦を処方しています。まれによくなります。

　さて、お湯に溶かして飲んでみましょう。初老期ではない、若い先生方も是非飲んで下さい。特別なにも起きません。地黄の味を体感して下さい。若い人は、飲み込むときが嫌と言います。味が嫌と言うよりも、のどごしが嫌と言ったりします。

附子末（ぶしまつ）　実は怖くない

　エキス剤の効果を増強するには附子末を加える方法があります。附子はトリカブトの成分で、減毒しないと毒となりますが、現在エキス剤として販売されているものは減毒処置されていますので、人殺しに悪用しようと思っても、その効果はありません。飲み過ぎるとドキドキしたり、舌がしびれたり感じる程度です。しかし、このトリカブトの成分だという先入観は、なかなか附子の増量という手法に踏み込めない一因です。ですから、自分で飲んでみるのです。僕は1日量で6gぐらいまでは多くの患者さんで問題ないと思っています。しかし、突然に1日量6gを出すことは最初はやめておいたほうがよいでしょう。安全な処方方法としては、2〜4週間毎に1gごとに増量していけばよいのです。6gといっても3食毎に処方すれば1回量は2gですね。

　そこで、ここでは1回に2gの附子を飲んでみましょう。附子末2gをお湯に溶かしてゆっくりと飲んで下さい。さすがに2gを飲むと体が熱くなる感じがします。でもなにも起こりませんね。心配な方は、ぽつぽつ飲んでみて下さい。

　自分で試しもしないで、怖い怖いと思っているよりも、是非、体感してもらいたいのです。そうすれば患者さんへの説明も楽ですし、また自信を持って処方が可能で、漢方薬の効果が増すこともできるわけですから、治療できる訴えや症状の範囲も広がります。

けいがいれんぎょうとう 荊芥連翹湯㊿　とてもまずい

さて、一番まずいエキス剤と言われるものです。まずいと言われるものも、是非飲んでみましょう。あまりにもまずければ試飲だけで結構です。全部飲み干す必要はありません。他には、黄連解毒湯⑮、呉茱萸湯㉛、竹筎温胆湯(91)などがまずいと言われます。もちろん個人差があり、荊芥連翹湯㊿が一番まずいかは正確にはわかりませんが、荊芥連翹湯㊿を美味しいという人は少ないですね。しかし、僕は結構まずいながらも飲めます。荊芥連翹湯㊿は体質改善の意味合いが強く、17 種類の生薬で構成されています。慢性の湿疹やアトピーなどに、最後の手段として頻用しています。

荊芥連翹湯㊿を飲んでみてどうですか。飲みにくいことは確かでしょうが、飲めますか。患者さんに出すときに、皆さんの飲んだ感じをあらかじめ説明しておくと患者さんは安心ですね。薬味は結構大切です。まずい、苦い、飲みにくいと通常思われる薬を再診時に美味しいと表現してくれる人はまずその薬が有効です。また、美味しくはないが飲めますよ、という人にも有効です。3 食毎に一生懸命飲んだけれど、まずくてまずくて、という人には効果は芳しくありません。4 週間も飲んでもらうと、少しでも治っていくときには成功体験が伴います。ですから、幼い子でもしっかり飲むのです。一方、まったく治らない時は「まずくてまずくて」という表現になります。

昔は、つまり煎じ薬であれば、4 週間経ってあまり治っていないと患者さんが感じて、処方を変えてもらえませんかと言われても、「はいはい」と返事をして、同じ処方を続行などということが可能でした。煎じ薬の内容はわかりませんので、少々の加減をしてくれたのだと患者さんが思えるからです。しかし、エキス剤ではそれは無効です。「また同じエキス剤を処方した」とすぐばれてしまいます。4 週間で無効なときは、しっかり話をして数ヵ月ぐらいは頑張って同じ処方で押し通すこともできますが、昔の名医のように半年、1 年以上同じ処方で頑張るということをエキス剤で行うことは苦しいと感じています。

まずい薬を飲んでもらう方法ですが，1つはお湯に溶かさない。お湯に溶かすと味や匂いが強調されます。ですから，エキスの粉のまま飲んでもらえば，お湯に溶かすよりも楽に飲めます。
　しかし，荊芥連翹湯⑩は飲めるには飲めるが，そのあと胃にズシっとくるという人もいます。実際にみなさんが飲んでみて，胃が重く感じる人もいるでしょう。そんなときは食後に飲んでもらう方法も効果的です。
　オブラートに包む，ゼリーや甘いものと一緒に服用するなどは，咽を越えるにはよい方法かもしれませんが，胃に入った後の胃もたれ感は改善できませんね。
　六君子湯⑬などと一緒に飲む方法もありますが，荊芥連翹湯⑩では飲みやすさが楽になることはあまりありません。
　モダン・カンポウの立ち位置は西洋医学で治らない訴えや症状です。本当に困っていれば，患者さんは飲むものだと僕は実は思っています。漢方薬が飲めないからいらない，という人は，その程度の訴えなのかなと思ってしまうこともあります。それは患者さんの態度でわかりますね。本当に努力をして飲めない人と，努力もしないで飲めない人です。努力もしないでまずい，苦い，飲めないという人はそんなものかと受け止めて，今のままの症状でよいのではと思ってしまいます。
　問題は，飲んだ後に胃に障る，胃がズシっとくる人です。今の症状や訴えを治したくて，一生懸命飲んでいるのです。でも胃に障るということは，胃腸が弱いということです。こんなときは，その薬が飲めるように体力をつける作戦にでるのです。まず，体を治しにいくのです。そんな漢方薬は六君子湯⑬などが適しています。半年から1年間，六君子湯⑬を飲んで，そして荊芥連翹湯⑩を飲むというのも一案です。

大建中湯⑩　一番売れてる漢方エキス剤

　大建中湯⑩は病名投与で結構有効です。繰り返すイレウスですね。便が軟らかく，そして排便が規則正しくなります。大建中湯⑩は水飴の成分が入っているので，通常量は1回あたり，つまり毎食前に2包で

す。水飴の分が量的に多くなるのです。1包をお湯に溶かして飲んでみてください。なんと言っても蜀椒(山椒)の味がします。ぴりっと辛いと感じる方が多いと思います。ただその味を体感していただければ十分です。

小建中湯⑨⑨ 虚弱児の特効薬

子どもには小建中湯⑨⑨と五苓散⑰の2つがあれば十分です。発熱に麻黄湯㉗を揃えれば尚十分です。大建中湯⑩とは異なり、蜀椒が含まれていないので、小建中湯⑨⑨はピリッと感がなく、本当に飲みやすいですね。是非、大建中湯⑩と小建中湯⑨⑨を飲み比べて下さい。

小青竜湯⑲ ちょっと酸っぱい

小青竜湯⑲は花粉症の第一選択です。昭和の当時は相当な確率で有効でしたが、現在は抗アレルギー薬が進歩し、それを飲んでもよくならない人や、その副作用を嫌って訪れる人が多いので、有効性は昔ほど高くないのです。酸っぱいですね。五味子や細辛で酸っぱいのではと思っています。子どもにはもの心つく前から与えたほうがよいです。小青竜湯⑲などは、幼児の時は平気で飲みますが、小学生ぐらいから飲ませると、酸っぱさのために嫌がることもあります。そんな酸っぱさを体感して下さい。

黄連解毒湯⑮ とても苦い

さて、苦い薬を試しましょう。甘い薬は消化機能が弱い人向きで、苦い薬は消化機能が強い人向きと言われます。つまりガッチリタイプは苦い薬が好きで、弱々しいタイプは甘い薬を好む傾向にあります。苦い薬の筆頭が黄連解毒湯⑮です。黄連が苦味の原因です。多くの漢方薬はお湯に溶かしますが、黄連解毒湯⑮は冷やしたほうが飲みやすいと言われ

ています（冷服）。でも僕は温めて服用しても黄連解毒湯⑮は飲めますし、美味しいですね。この口当たりの具合でも、自分自身が消化機能が丈夫なガッチリタイプか、消化機能があまり丈夫ではない弱々しいタイプかが判断できる一材料です。

　数口飲んでまずい方はそれ以上飲まないで下さい。また、まずいと思わない方は全量飲んでみて下さい。

　半夏瀉心湯⑭も苦いですが、苦味が違います。興味がある方は飲み比べて下さい。

麻子仁丸 ㉖ → 大黄甘草湯 ㊺ → 桃核承気湯 ㉑

　便秘の薬です。便秘ではない方でも、日頃下痢傾向でなければ、麻子仁丸㉖を飲んでみて下さい。心配であれば、翌日はご自宅にいるときなどがよいでしょう。麻子仁丸㉖、大黄甘草湯㊺、桃核承気湯㉑とも大黄が入っています。下剤です。桃核承気湯㉑には芒硝も入っています。ここで体感して頂きたいのは、麻子仁丸㉖は本当にマイルドだということです。麻子仁丸㉖で腹痛が起こる人はほとんどいません。しかし、まれに軽い腹痛や違和感が生じます。そんなときは、大黄を含まない排便促進効果のある加味逍遙散㉔か大建中湯⑩などが適応となります。麻子仁丸㉖が問題ない方は、日を改めて大黄甘草湯㊺を飲んでみて下さい。これでも腹痛もこない、下痢傾向にもならない方は、また日を改めて桃核承気湯㉑を飲んでみて下さい。この、腹痛の有無によって便秘に対する漢方薬を強いものに上げていく感覚が、漢方で不快な作用を少なくする知恵です。悩めば弱々しい人用の薬から処方をしていきましょう。桃核承気湯㉑がぴったりとくる方は、麻子仁丸㉖では物足りないのです。そんなことも体感できればよいですね。便秘傾向の方は是非自分に合う快便を誘導する漢方薬を探して下さい。それで漢方の素晴らしさを率直に体感できることがあります。漢方薬は体全体を治すようになっています。便秘を治して、他の訴えや症状が治るという不思議を体感できれば最高です。

自分や家族にフローチャート漢方薬治療で処方してみる

　さて、漢方薬の試飲が終わりました。麻黄や大黄・芒硝を含むものにちょっとした注意を払えば、基本的に食物の延長と思って内服できます。まず自分や家族に試しましょう。自分や家族が飲まないものを他人に勧めるのは間違いですよね。まずは自分と家族でその有用性を体感しようではありませんか。

　フローチャートで処方できます。詳しくは姉妹本の「フローチャート漢方薬治療」を参照してください。ここでは、ファーストチョイスの漢方薬のみを提示しています。ファーストチョイスという意味は、多くの方に有効であることのほか、不快な作用が少ないという要素も勘案しています。

消化器疾患関係

便秘	麻子仁丸⑫⑥
繰り返すイレウス	大建中湯⑩⑩
子どもの便秘	小柴胡湯⑨
慢性下痢	真武湯㉚
胸焼け	半夏瀉心湯⑭
過敏性腸症候群	桂枝加芍薬湯⑥⓪
イボ痔	乙字湯③
口内炎	桔梗湯⑬⑧
肝炎	茵蔯蒿湯⑬⑤＋補中益気湯㊶

呼吸器疾患関係

風邪にかかりたくない	補中益気湯㊶、小柴胡湯⑨
インフルエンザ	麻黄湯㉗
のどがチクチクで風邪っぽい	麻黄附子細辛湯(127)
鼻水が出て風邪っぽい	小青竜湯⑲
胃腸症状を伴って風邪っぽい	五苓散⑰
数日経った風邪	柴胡桂枝湯⑩
ガッチリタイプの風邪の初期	麻黄湯㉗
ややガッチリタイプの風邪の初期	葛根湯①
やや弱々しいタイプの風邪の初期	麻黄附子細辛湯(127)
弱々しいタイプの風邪の初期	香蘇散(70)
感染性の咳	麻杏甘石湯(55)
空咳	麦門冬湯㉙
気管支拡張症	清肺湯(90)
喘息	柴朴湯(96)

循環器疾患関係

高血圧	黄連解毒湯⑮
起立性低血圧	半夏白朮天麻湯㊲
動悸	炙甘草湯(64)

精神・神経疾患関係

睡眠障害	加味帰脾湯⑬⑦
片頭痛	呉茱萸湯㉛
普通の頭痛	葛根湯①
高齢者の頭痛	釣藤散㊼
子どもの頭痛	五苓散⑰
生理時の頭痛	当帰芍薬散㉓
三叉神経痛	五苓散⑰
肋間神経痛	当帰湯⑩②
糖尿病の神経障害	牛車腎気丸⑩⑦
認知症	抑肝散㊿④
悪夢	桂枝加竜骨牡蛎湯㉖

泌尿器疾患関係

頻尿	牛車腎気丸⑩⑦
無菌性膀胱炎	猪苓湯合四物湯⑪②
尿管結石	猪苓湯㊵ ＋ 芍薬甘草湯㉛⑧
インポテンツ	牛車腎気丸⑩⑦

運動器疾患関係

元気な人の痛み止め	越婢加朮湯㉘
麻黄が使えない人の痛み止め	桂枝加朮附湯⑱
痛みもあり体力もない	大防風湯(97)
腰痛の急性期	芍薬甘草湯(68)＋疎経活血湯(53)
坐骨神経痛	牛車腎気丸(107)
間欠性跛行	当帰四逆加呉茱萸生姜湯(38)
慢性腰痛	疎経活血湯(53)
変形性膝関節症	防已黄耆湯⑳
むち打ち症や頸椎症	葛根加朮附湯 ≒ 葛根湯①＋桂枝加朮附湯⑱

婦人科疾患関係

更年期障害もどき	加味逍遙散㉔
月経前緊張症	抑肝散(54)
経血量が多い	芎帰膠艾湯(77)
生理・妊娠・出産で悪化	当帰芍薬散㉓
妊娠時の風邪	桂枝湯(45)
妊娠時の咳	麦門冬湯㉙
つわり	小半夏加茯苓湯㉑
乳腺痛	当帰芍薬散㉓
不妊症・習慣性流産	当帰芍薬散㉓

耳鼻咽喉科疾患関係

花粉症	小青竜湯（しょうせいりゅうとう）⑲
めまい	苓桂朮甘湯（りょうけいじゅつかんとう）㊴
子どものめまい	五苓散（ごれいさん）⑰
お年寄りのめまい	釣藤散（ちょうとうさん）㊼
婦人のめまい	当帰芍薬散（とうきしゃくやくさん）㉓
蓄膿症もどき	葛根湯加川芎辛夷（かっこんとうかせんきゅうしんい）②
扁桃炎	小柴胡湯加桔梗石膏（しょうさいことうかききょうせっこう）(109)
鼻出血	黄連解毒湯（おうれんげどくとう）（冷服）⑮

眼科疾患関係

アレルギー性結膜炎	小青竜湯（しょうせいりゅうとう）⑲

皮膚疾患関係

湿疹	十味敗毒湯（じゅうみはいどくとう）⑥
頭部の湿疹	治頭瘡一方（ぢづそういっぽう）(59)
お年寄りの湿疹	当帰飲子（とうきいんし）(86)
陰部の湿疹	竜胆瀉肝湯（りゅうたんしゃかんとう）(76)
湿疹やアトピーの痒み	黄連解毒湯（おうれんげどくとう）⑮
蕁麻疹	十味敗毒湯（じゅうみはいどくとう）⑥
手荒れ	温経湯（うんけいとう）(106)
にきび	清上防風湯（せいじょうぼうふうとう）(58)
帯状疱疹後の痛み	麻黄附子細辛湯（まおうぶしさいしんとう）(127)＋附子末（ぶしまつ）
しもやけ	当帰四逆加呉茱萸生姜湯（とうきしぎゃくかごしゅゆしょうきょうとう）㊳

高齢者の疾患関係

初老期の訴え	八味地黄丸⑦
最期まで元気に	真武湯㉚＋人参湯㉜

子どもの疾患関係

子どもの常備薬	五苓散⑰、小建中湯㉙、麻黄湯㉗
虚弱児	小建中湯㉙
おねしょ	小建中湯㉙
夜泣き	甘麦大棗湯㊷

がん医療関係

がんになったら	補中益気湯㊶
抗がん剤による下痢	半夏瀉心湯⑭

その他

入院すれば	補中益気湯㊶
手足のほてり	三物黄芩湯㉑
のぼせ	加味逍遙散㉔
肥満	防風通聖散㊷
水太り	防已黄耆湯⑳
食欲不振	六君子湯㊸
冷え症	当帰四逆加呉茱萸生姜湯㊳
しびれ	牛車腎気丸⑩＋附子
暑気あたり	清暑益気湯⑱
疲れ	補中益気湯㊶
呑む前に	黄連解毒湯⑮
二日酔い	五苓散⑰
咽の違和感	半夏厚朴湯⑯
しゃっくり	呉茱萸湯㉛
こむら返り	芍薬甘草湯㊽
下肢静脈瘤・深部静脈血栓症	桂枝茯苓丸㉕
リンパ浮腫	柴苓湯⑭
腹部膨満感	大建中湯⑩
口渇	白虎加人参湯㉞
透析患者のかゆみ	当帰飲子㊗
透析患者の足底の違和感	牛車腎気丸⑩＋附子末

西洋薬に併用して患者さんに処方してみる

次は患者さんにも処方してみましょう。一番簡単なことは、西洋薬が処方されていれば、それに相乗効果をもたらすであろう漢方薬をオートマチックに加えることです。そして、症状がよりよくなる、または西洋薬の内服頻度が減るなどの効果を体感できればしめたものです。患者さんにも処方した先生方にも。くれぐれも西洋薬は中止しないのです。モダン・カンポウの立ち位置は西洋医学の補完医療です。「今日から漢方薬を追加するが、くれぐれも西洋薬は止めないように」と念を押して下さい。

ラキソベロン®、プルセニド®	麻子仁丸(126)
腰痛の湿布	疎経活血湯(53)
H2 ブロッカー、PPI	半夏瀉心湯⑭
ハルナール®	牛車腎気丸(107)
養命酒やユンケル黄帝液	補中益気湯㊶
アレグラ®やアレロック®	小青竜湯⑲
イリボー®やセレキノン®	桂枝加芍薬湯(60)
トリプタン製剤	呉茱萸湯㉛
アリセプト®	抑肝散(54)
デパス®	加味逍遙散㉔
入眠剤	加味帰脾湯(137)
メチコバール®	牛車腎気丸(107)＋附子末
プレタール®、アンプラーグ®	当帰四逆加呉茱萸生姜湯㊳
鉄剤	十全大補湯㊽

そしていろいろな症状の患者さんに処方する

姉妹本の「フローチャート漢方薬治療」で患者さんにも漢方薬を試しましょう。

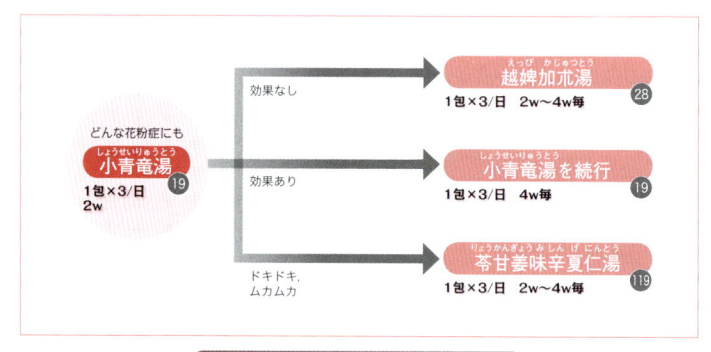

```
どんな花粉症にも
小青竜湯 ⑲
1包×3/日
2w

効果なし    → 越婢加朮湯 ㉘
              1包×3/日  2w～4w毎

効果あり    → 小青竜湯を続行 ⑲
              1包×3/日  4w毎

ドキドキ,  → 苓甘姜味辛夏仁湯 ⑲
ムカムカ      1包×3/日  2w～4w毎
```

フローチャート処方例：花粉症

モダン・カンポウの立ち位置

①西洋医学的治療がすでに行われていて、それに十分満足できない、それで治らない症状や訴えです。
②漢方薬は補完医療ですから、西洋薬剤は続行です。
③使用する漢方薬はエキス剤のみです。
④患者さんと一緒に有効なエキス剤を探す気持ちが大切です。
⑤よって、最初から適切な漢方薬に当たらないことがあることをお互いが理解しておけばよいのです。
⑥それぞれの漢方薬単独では有効打率が西洋薬剤に比べて高くないものもあります。でも漢方薬が脈々と生き残っている原因は、処方を順次変えていくことで、有効性の低さを補っていると理解してください。

STEP 4 学習

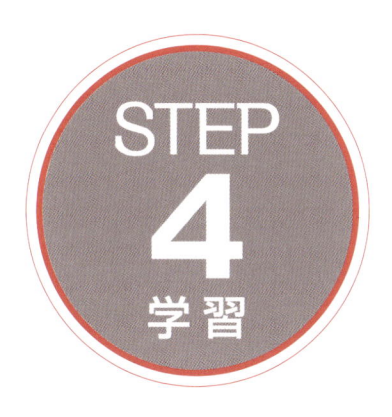

有効率を上げるために昔の知恵を学習しよう

STEP 4 学習 有効率を上げるために昔の知恵を学習しよう

　現代医学的病名というキーワードがあれば、症状や訴えと的確な処方を高率に結びつけることは可能です。では、現代西洋医学が普及する前はどうやって、症状や訴えと的確な漢方処方を結びつけたのでしょう。それが、漢方理論で漢方診療です。昔からの知恵ですので、数値化されていません。アナログ感覚です。数値を導き出す器械がない時代の知恵ですから。またサイエンスが進歩した現在に至っても、昔の知恵を数値化する技術は得られていません。

　とすると、数値化されていない概念、ある意味仮想病理学的概念の構築です。それは実は素晴らしい昔の臨床の結晶です。それを現代の我々が上手に理解し、有効に利用すればよいのです。そのための初心者には理解しやすい方法を簡潔に述べます。詳しくは姉妹本の「本当に明日から使える漢方薬7時間速習入門コース」を読んで下さい。

　モダン・カンポウの立ち位置は西洋医による漢方の使用が前提です。漢方を専門とする漢方医の処方方法や、それに必要な漢方理論や診療は、将来的に勉強を重ねて学んでいけばよいのです。まず、わかりやすく、なるべくサイエンスの視点から理解することを心がけましょう。そのためには、仮想病理概念から仮想病理概念を導き出すことをなるべく避けることです。

漢方理論は腑に落ちる部分のみをまず理解しよう

Q1 漢方薬は矛盾だらけに思えますがなぜですか？

　デジタル感覚の我々からすると、アナログ的な漢方の理論構築が矛盾の宝庫のように見えます。

　数字で表せないので、複数の意見や概念があるときに、それが正しいと証拠を並べることも、また他の意見が間違っていると論破することも難しいのです。ですから、いつくもの仮想病理概念や、理論や、考え方が並立します。それを矛盾だと言って攻撃すればいくらでも攻撃可能です。モダン・カンポウの立ち位置は、今の医学で治らない症状や訴えを治すことです。ですから、治せる可能性がある知恵を拝借すればよいのです。すべてを理解しようとするから腹が立つので、自分が臨床での処方選択に役立つと思うことを選んで身につけ、腑に落ちないことはちょっと横に置いておく、または全く無視しましょう。それがアナログ感覚の漢方の世界を楽しく漂って有益な情報を身につける最良の方法と思っています。

Q2 実証・虚証を最初はどう理解すればよいのですか？

　単純に消化機能と考えましょう。麻黄（まおう）が飲める人が実証。飲めない人が虚証と理解しましょう。

　実証、虚証の定義は漢方の先生の数だけあるといっても過言ではありません。別の言い方をすれば、実証、虚証を多くの漢方医が納得するように定義できません。西洋医学ではデジタル感覚で、証明できるものを積み上げて論理構成しますから、統一的意見を導きやすいですが、漢方ではある意見が正しいか、間違っているかを論破することが難しいのです。つまりどれもありです。モダン・カンポウから入門し、トラディショナル漢方を目指すときには、まずわかりやすい定義から入りましょう。

みなさんが腑に落ちる実証、虚証感でよいのです。それが処方選択の有効性を上げることに有益となるのであれば。

このモダン・カンポウでは、実証は消化機能が丈夫なことと定義をしています。多くは筋肉質の度合いと比例していると思われます。特に胃に障ることの多い麻黄が飲めるかどうかで実証、虚証を決めるのが簡単です。麻黄が飲めれば実証、飲めなければ虚証とすると仮想病理概念を実際の臨床で理解可能です。

Q3 陽証や陰証はどう理解するのですか？

基礎代謝と単純に理解しましょう。

陰陽虚実などと呼ばれますが、陰陽は基礎代謝と考えています。子どもは基礎代謝が亢進しているので陽、歳をとると共に陰に向かうと考えましょう。つまり陰陽は寒熱と同じとモダン・カンポウでは理解します。それがわかりやすいからです。処方選択としては、高齢者は陰であるから、温める漢方薬を使用しましょうということです。年寄りの漢方薬は温めるもの。つまり附子を含むものです。では附子を含む漢方薬は麻黄附子細辛湯⑰、真武湯㉚、八味地黄丸⑦、牛車腎気丸⑩、桂枝加朮附湯⑱です。

こう考えると腑に落ちませんか。

Q4 熱証や寒証はどう考えればよいのですか？

温めて楽になる状態を寒証、冷やして楽になる状態と熱証と理解すれば、わかりやすいと思います。

温度計のない時代の概念です。デジタル思考で、体温が38度以上が熱証、36度以下が寒証などと定義をしても、昔の知恵を反映できません。たとえば、39度近い発熱時にも温めてほしいことがあることを、多くの人が経験しています。高熱があるにも関わらず、ぶるぶると震え毛布にくるまっていたいという経験はありませんか。これは、高熱ですが、寒

証と理解すれば腑に落ちます。

　お風呂を例にとっても、入浴して楽になるような腰痛は寒証、入浴して痒みが増すような湿疹は熱証と理解することもできますね。

　春夏秋冬で、夏に悪化する病態を熱証、冬に悪化する病状を寒証として考えてもよいです。

　みなさんの臨床で、処方のヒントとなるように、熱証、寒証も理解し、利用すればよいと思っています。

Q5　六病位とは何ですか？

　漢方の時間経過の概念と考えましょう。大胆にも、すべての病気の経過が同じように進むと考えました。そして慢性病にも応用しました。

　急性疾患を対象とした処方方法が並んでいるのが、傷寒論です。一方で慢性疾患に対する処方方法が示されているのが金匱要略です。その傷寒論、約 1800 年前にはでき上がっていたものですが、その中に、病気の経過を、太陽病、少陽病、陽明病、太陰病、少陰病、厥陰病と時間経過に沿って分けています。陽明病は、稽留熱と腹満のため、少陽病と陽明病の順番が前後することがありますが、時間経過をしっかりと観察したのです。今のように、現代医学的病名を仲介できませんので、乱暴ですが、すべての病気が、だいたい同じような経過を辿ると理解しました。その知恵が、漢方的な病期の考え方です。

　処方に結び付かなければ意味はありません。太陽病は急性期の病気で、麻黄剤などで発汗などによって対処したのです。少陽病期は、急性期を過ぎた段階で、柴胡剤などで中和しました。そして陽明病から陰病に移っていきます。

Q6　表証・裏証とは何ですか？

　まず簡単に表は体表、裏は消化管と理解しましょう。

　昔は病邪が表面から進入し、そして消化管に忍び込んでいくと考えま

した。表はある意味太陽病です。麻黄剤などで対処します。裏は消化管ですので、下痢をさせるか吐かせるかを考えました。漢方エキス剤に催吐作用があるものはありませんが、下す作用のあるものは結構あります。

　表でもなく、裏でもないときは、中和するしかないと考えたのです。つまり少陽病期は半表半裏とも言われ、柴胡剤などで中和して、病気を治そうとしたのです。

　すべて、処方方法と関連させながら、今の立場からできるかぎり理解しやすいようにして、一歩一歩進んでいくとわかりやすいかと思います。

Q7　気・血・水とは何ですか？

　将来的に、皆さんが自分なりの気血水の定義や概念や感覚を持つことは大切ですが、最初から気血水そのものにこだわる必要はありません。むしろ定義をしないのです。

　では、気血水は不要か。不要ではないのです。現代医学的治療で治らない症状や訴えをできる限り軽くしよう、治そうというときにこの気血水理論は役に立ちます。役に立つのに、なぜ気血水の定義を最初からしないかというと、気血水そのものの定義から入ると、なんとなく胡散臭さを感じる人が少なくないからです。ではどうやって気血水の定義をしないで、かつ気血水理論を現代日常診療に取り入れるのでしょうか。

　それは、気血水の定義をまず学ぶのではなく、気血水の病態を処方から理解するのです。多くの教科書で気血水の病態は6種類です。「気虚」「気逆」「気うつ」「血虚」「瘀血」「水毒」です。つまりこの6つをまず理解し、そして処方選択に有効活用し、将来的に皆さんの気血水感を持てばよいと思っています。

Q8　気虚はどう理解するのですか？

　「気力がない」ような状態で、補中益気湯㊶が効く状態と理解します。いろいろと異論があり、また他の考えも当然あります。まずは、モダ

ン・カンポウの立場から、つまり今の医学で困っている人を漢方エキス剤で治そうという立場からは、この考え方がわかりやすいと思います。仮想病理概念から仮想病理概念を誘導するのではなく、漢方処方と、みなさんが日常臨床で困っている状態を、結びつける知恵に置き換えるのです。

「気力がない」人はたくさんいます。「軍隊にでも入れば、ピリッとしてよくなるよな」なんて陰で言われるような人も多いでしょう。むしろ現代社会だからこそ、疲れ果てて、気力がでない状態に補中益気湯㊶が有効なことがあるのです。そんな状態をまず気虚と定義をすれば、処方選択にもつながり、かつ今の医学で治らない人が治ることがあります。

Q9 気逆はどう理解するのですか？

日常用語で「ヒステリーのようだ」と言われるような状態で桂枝湯㊺類や苓桂朮甘湯㊴が効く状態と理解しましょう。

頭にカーっと気が上る、こんなことを自分自身でも、また患者さんでも経験したことはあると思います。そんな正確な医学用語のヒステリーではなく、日常会話のヒステリーのような状態に、桂枝湯㊺類が効くことがあるのです。こう考えると、今の医学で治らないような状態の1つが、漢方処方と結びつき、そして症状が治る、または楽になることがあります。日常臨床に役立つということです。

Q10 気うつはどう理解するのですか？

「気の巡りが悪い」という言葉は、漢方用語ではなく日常的会話として理解可能ではないでしょうか。

こんな状態とのきに半夏厚朴湯⑯や香蘇散⑰が有効なことがあります。気が晴れない、気持ちが沈む、くよくよ考える、いろんな表現を患者さんはしますし、医師のほうもいろいろな感性でそれを受け止めます。みなさんなりの気うつを形作り、そして半夏厚朴湯⑯や香蘇散⑰を処方

して、そんな状態がよくなれば、あれが気うつだったのかと腑に落とせばよいのです。そうすると、処方と今の医学で困っている状態が結びつくことになります。仮想病理概念から仮想病理概念を誘導するのではなく、今困っている人を治すために、昔の知恵をヒントに、有効な漢方エキス剤の処方選択に結びつけばよいのです。それが、モダン・カンポウの立ち位置です。

Q11 血虚はどう理解するのですか？

「栄養失調もどき」で十全大補湯(じゅうぜんたいほとう)㊽が効く状態と理解しましょう。

血が足りないから、現代医学で言う貧血か。たしかにそれも含まれていますが、もっと大きな概念ではないかと思っています。髪の毛が抜け、肌のつやが悪く、カサカサして、栄養失調のようで、気力、体力もないなんてときに、血虚と考えます。そして十全大補湯(じゅうぜんたいほとう)㊽のような四物湯(しもつとう)(71)を含む漢方薬が有効な状態を血虚とします。そうすると、漢方処方と症状が結びつきます。四物湯(しもつとう)(71)を含む漢方薬は、十全大補湯(じゅうぜんたいほとう)㊽のほか、芎帰膠艾湯(きゅうききょうがいとう)(77)、当帰飲子(とうきいんし)(86)などがあります。

Q12 瘀血はどう理解するのですか？

症状から理解しようとすると混乱しますので、まずは、駆瘀血剤が効く状態と思い込みましょう。瘀血の目印として、目の周囲のクマ、舌下静脈の怒張、臍周囲の圧痛、痔、静脈瘤、など「古い血の滞り」のような状態が列挙されます。それを覚えるよりも、まず駆瘀血剤でよくなる状態が瘀血だと割り切ることが理解を助けると思っています。実際に駆瘀血剤でいろいろな訴え（生理関係の訴え、冷え、打撲、腰痛、不眠など）がよくなります。駆瘀血剤は補剤と並んで漢方らしさを表現している漢方薬で、かつ頻用されます。

Q13 水毒をどう理解するのですか？

水毒とは五苓散⑰などの利水剤が効く状態と単純化します。

漢方が効かないときに、昔は「怪病は水の変」などと言っていました。おかしな、よく治らない病態は、水毒の可能性があるということです。水毒を治す薬が五苓散⑰を筆頭とする利水剤です。そうすれば、五苓散⑰が治せる病気に、乱暴な言い方をすれば、どんな訴えがあっても不思議ではないのです。こんな風に考えると、こんな病気や訴えまで本当に治るのかと思う前に、こんな訴えまで治ることがあるんだなと理解すればたやすいと思います。

Q14 木火土金水とは何ですか？

「もくかどこんすい」と読みます。五行理論の1つで、中国の漢方では大切な理論です。

木火土金水も沢山の経験から導き出された処方選択の1つの方法です。森羅万象のすべてを5つに分類した五行理論の1つで、五臓などとも呼ばれます。五臓は木、火、土、金、水を、肝、心、脾、肺、腎に当てはめています。個々で出現する肝、心、脾、肺、腎は現代解剖学のものとは異なります。仮想的病理概念から仮想的病理概念を結びつけ一生懸命、症状や訴えと処方を結びつけたものです。しかし、仮想病理概念から仮想病理概念の誘導をできるだけ避けるというモダン・カンポウの立場からは、最初は理解しにくいのです。まずは飛ばしてしまいましょう。

Q15 腹診、脈診、舌診は必須でしょうか？

昔の知恵です。もちろんできたほうがよいのです。そして、そのようにして漢方処方の有効打率を上げてきたのですから。

ところが、モダン・カンポウの立ち位置は、今の西洋医学的治療では

治らない病気や訴えがメインターゲットです。昔は当然に急性期疾患も漢方で治しにいきました。他に知恵がない訳ですし、そして結構有効であった訳ですから。急性期疾患は一発勝負です。期を逸するとかえって病気を悪化させたり、または最悪の場合は死亡するでしょう。だからこそ、漢方医として十分な技量を備えた医師が、特に急性期疾患に対しては最適な処方したに決まっています。さて、モダン・カンポウで扱う病気や訴えの多くは現代西洋医学では治らないようなものです。つまり相当の期間にわたって苦労して治らないのです。そして半ば諦めている人も少なくありません。そんな患者さんに、漢方を処方するに当たって、もちろん最初からより打率の高い漢方薬を処方するために腹診、脈診、舌診を行うことも必要でしょうが、それらができないからといって漢方エキス剤を処方しないことのほうが、患者さんにはより不利益と思っています。モダン・カンポウの逆転の発想は「最初から漢方エキス剤があたることを期待しない」「漢方エキス剤を変更し、順次処方のカードを切りながら適切な処方を患者さんと一緒に探す」です。

　将来的に腹診、脈診、舌診ができるようになることを願いながら、まず漢方エキス剤を処方しようではありませんか。

モダン・カンポウ勉強法

　モダン・カンポウの立ち位置は、今の医学で治らない症状や訴えを、エキス剤を用いて治してみることです。処方の選択に有益な情報をたくさん勉強しましょう。デジタル万能の世界で生活し、西洋医学の臨床を行っているわれわれには、アナログ感一杯の漢方は一見学びにくいものに感じます。そんなときは割り切って、処方選択に意味があるとみなさんが思う情報のみを手に入れましょう。最初は胡散臭いと感じるものや、理解できないものは置いておきましょう。それでよいのです。しばらくして、また同じ本を読むと、今度は理解できるなんてことも経験します。最初からすべてを理解しようとせず、よいとこ取りをしながら、

処方選択の打率を上げることを目標にひたすら勉強すればよいのです。

◉ 本で勉強する

　漢方の本や参考書は近年たくさん出版されています。いろいろと読んでみるのもおもしろいと思いますが、くれぐれもすべてを最初から理解しようとしないでください。漢方はある意味、矛盾の宝庫です。処方選択の役に立つことだけを目標に勉強して下さい。

◉ セミナーに参加する

　いろいろな漢方に関するセミナーが行われています。参加できれば臨場感がある講演会は勉強になります。セミナーも処方選択の役に立つ部分のみを、そして腑に落ちる説明方法を理解して身につけることがよいと思います。まず、セミナーや本から自分はどんな漢方の説明方法が、どんな先生がフィットするのかを確かめることが大切です。そして、自分が納得しやすい先生の本やセミナーを中心にして勉強を進めることが上達の近道と思っています。

◉ インターネットを使用する

　ツムラ漢方スクエアは医療者向けのサイトです。たくさんの情報が得られます。昭和の大先生の生の音声による勉強会も聞けます。古典の授業もあります。もちろん企業が提供するサイトです。ツムラは8割以上の医療用漢方製剤のシェアを現状では握っていますので、良い意味でも悪い意味でも、ツムラの命運と医療用漢方製剤の命運はほぼ一致しています。

◉ ともかく困っている患者さんに処方する

　モダン・カンポウの立ち位置は、現代医学で困っている人に、漢方エキス剤を使用して、よくなってもらいたいのです。「何か困っていることはありますか？」と尋ねて、そして漢方エキス剤をどんどん処方してください。使わなければ有効性も無効性も経験できません。

STEP 5 研究

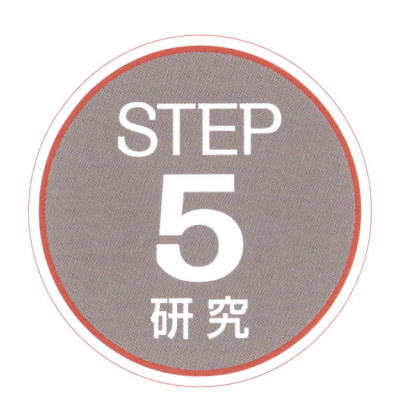

漢方の有効性・無効性を発表しよう

STEP 5 研究
漢方の有効性・無効性を発表しよう

　モダン・カンポウではより効率的なフローチャートの確立を目標としています。フローチャートは漢方の初心者が頼りにする道標です。「西洋医学的に治らない症状や訴えをメインターゲット」にして、そして「最初から当たらないことも想定済みと心得ておく」としても、なるべく早く患者さんを満足させられる漢方処方にたどり着ければ、医師も患者さんもより幸福なことです。漢方診療もしない、漢方理論も使用しない、それでも打率を上げるには、症状を訴える患者さんを漢方的に群分けせずに、すべての人に対して、有効性が高い順に並べればよいのです。また、西洋医学的に患者を群分けしてもよいのです。その中に現代医学的な病名があってもよいでしょうし、現代医学的な数値でグループ分けも可能かもしれません。しかし、基本は全員に処方して、または西洋医でもデジタル感覚で行える群分けをして、有効な順に並べることがベストです。

症例報告

　モダン・カンポウの立ち位置は、今の医学で治らない病気や訴えを治すことです。西洋医学の補完医療としての漢方です。ですから、症例報告でも、今の医学的治療がすでに十分に施されていることが前提条件です。そして、漢方薬だけで介入することが大切です。新しい西洋薬を同時に追加したのでは、漢方薬が効いたのか、新しく追加された西洋薬が効いたのかわかりません。また、以前の西洋医学的治療法が詳細に記載されていないと、あまり役に立ちません。トラディショナル漢方の先生

方には、西洋医学的治療歴はあまり意味をなしません。漢方薬ですべてを治そうと思っている訳ですから、過去の西洋医学的治療よりも、過去の漢方治療歴が大切です。当たり前ですが、トラディショナル漢方とモダン・カンポウでは視点が違います。西洋医学の補完医療がモダン・カンポウの立ち位置ですので、それに沿った症例報告が勉強になります。

深部静脈血栓症後に高位結紮術を施行されて歩行不能であった患者が桂枝茯苓丸で歩行可能となった一例

(2010年第30回日本静脈学会)

はじめに 血管内科医が存在しない本邦では、血管外科医は単なる外科的治療では訴えや症状を解消できないような患者を相手にせざるを得ないことがある。以前は、自分の治療できる限界を超えると思われるときは「血管外科医である自分にはあなたを治療できない」と丁重に説明していた。ところが、ある日続けざまに「ではわたしはどこに行けばよいのか」と逆に質問された。患者はすでに他科を複数受診していた。そして自分はそんな患者の訴えを治せないし、またそれを治す医師も紹介できないことに気がついた。そんな経験をしてから、10年前は妖怪と馬鹿にしていた漢方薬の魅力に憑かれるようになった。補完医療としての漢方薬が著効した一例を示す。

症例 81歳、男性。 **主訴** 高位結紮術後の歩行困難（3年間）

今までの経過 73歳時に両下肢のむくみで他院に入院しワーファリンを開始された。78歳時に他院で両下肢高位結紮術（深部静脈血栓症の患者には禁忌である）を施行され、以後外出困難となる。80歳時に当院を初診した。過去には圧迫加療や入院安静などが十分に試みられ、西洋医学的内服薬を他にもいろいろ試したがどれも無効で歩くと足が重く、だるくなり、腫脹し、ほとんど外出できなかった。

検査 静脈造影で両下肢の広範な深部静脈血栓症あり。造影CTで肺梗塞なし。

当院での治療　すでにダーゼンやバイアスピリンは長期間処方されており、圧迫加療も3年間はしっかり行っていた。西洋医学的にはこれ以上の治療方法が思いつかず、漢方治療を試みることにした。そこで桂枝茯苓丸（ツムラ㉕，3包/日）を開始した。1ヵ月でほんの少しよいと言う。3ヵ月で痛みが少し薄らいだ。12ヵ月で歩行が辛くなくなり毎日外出できるようになった。

考 察　深部静脈血栓症による二次性下肢静脈瘤に対して禁忌である高位結紮術が施行されて歩行不能となった症例である。西洋医学的治療で患者の訴えや症状がすべて改善すれば漢方の出番はない。しかし、残念ながらわれわれが学んだ西洋医学的治療もまだまだ患者の訴えを治すには十分でないときがある。そんなときに漢方薬という選択肢で救われることがある。漢方薬には謎が多い。しかし、臨床医としては患者の症状が治ることが大切なので、患者を治したいと切望する医師が漢方薬という全く新しい別の引き出しを西洋医学の補完医療として使用することは有意義で楽しい。

西洋薬の減量・中止

　西洋薬がすでにある期間投与されていて、漢方薬が追加されることにより西洋薬の服用量が減少することは意味があります。とくに、西洋薬に副作用があるものや、高価なときは漢方の有用性が際だちます。実薬とプラセボが投与できれば素晴らしい研究になります。

　一方、漢方薬が投与されて有効と思われている群に、その漢方薬とプラセボを投与して、症状の改善が維持されるのか、悪化するのかを判定するのもおもしろい研究です。しかし、プラセボをどうやってそれとわからないようにするかが問題です。匂いや味を同じにすることは困難で、ましてや以前に飲んでいた漢方薬と識別不能にするのは至難の業です。

　もう1つ問題点があります。漢方薬を処方していると、漢方薬を中止しても症状の改善が維持されることを少なからず経験します。漢方薬→

プラセボで悪化しないからといって、漢方薬の効果自体を患者さんの気のせいだと断定することはできないのです。

西洋薬との併用

すでに投与されている西洋薬剤に漢方薬を加えて、併用治療で、漢方薬の追加前よりも症状が改善すれば漢方が有用であると期待できます。

トレッドミル検査による当帰四逆加呉茱萸生姜湯の血管性間欠性跛行に対する効果判定

(2011 年第 108 回日本内科学会総会講演会)

目 的 当帰四逆加呉茱萸生姜湯㊳の血管性間欠性跛行に対する効果をトレッドミル検査にて検討した。

結 論

		1ヵ月	3ヵ月
(Ⅰ) シロスタゾール	(n = 28)	130.5%	145.5%
(Ⅱ) ツムラ㊳	(n = 12)	111.6%	135.7%
(Ⅲ) (I)にツムラ㊳を追加	(n = 18)	122.5%	132.3%

方 法 時速 2.4 km、傾斜 12 度のトレッドミルにて最大歩行距離を測定した。ABI が 0.9 以下を示す血管性間欠性跛行の患者を対象とし、すべての対象患者に抗血小板剤や抗凝固剤の少なくとも一剤がすでに投与されていた。シロスタゾール（大塚製薬、50 mg×2/日→ 100 mg×2/日）、当帰四逆加呉茱萸生姜湯㊳（1 包×3/日）を患者の希望に添って投与した。シロスタゾール投与群で歩行距離の改善が得られなくなった後に当帰四逆加呉茱萸生姜湯㊳を併用した。

結 果 歩行距離改善率は、シロスタゾール投与群（n = 28）で 1ヵ月に

130.5％、3ヵ月後に145.5％となった。当帰四逆加呉茱萸生姜湯㊳投与群（n＝12）で1ヵ月に111.6％、3ヵ月後に135.7％となった。併用群（n＝18）では、当帰四逆加呉茱萸生姜湯㊳追加によりさらに改善が見られ、1ヵ月後に122.5％、3ヵ月後に132.3％となった。副作用はシロスタゾール投与では34％、当帰四逆加呉茱萸生姜湯㊳投与では3％であった。

総 括 シロスタゾールはTASC-Ⅱにて閉塞性動脈硬化症の薬物治療として推奨されており、その効果は再確認できた。一方で当帰四逆加呉茱萸生姜湯㊳も有効であった。当帰四逆加呉茱萸生姜湯㊳は併用でも歩行距離の改善を認めた。当帰四逆加呉茱萸生姜湯㊳は閉塞性動脈硬化症の薬物治療の選択肢の1つであると考えられる。

前向き試験

補中益気湯の新型インフルエンザ（H1N1）に対する予防効果の検討

（2010年第107回日本内科学会・講演会プレナリーセッション）

目 的 新型インフルエンザの予防に漢方薬が有効であるかを確かめるため、2009年9月7日より補中益気湯を投与し、8週間観察した。

結 論

	補中益気湯内服群 （ツムラ㊶，2.5 g/日）	非内服群
A型陽性（＝H1N1）	1/179	7/179

$p < 0.05$ by Mann-Whitney U test

漢方薬エキス剤のひとつである補中益気湯が新型インフルエンザの予防に効果的であった可能性が示された。

はじめに 2009年8月下旬より、インフルエンザA型の大流行が始まり、感染患者数は増加していた。新型インフルエンザワクチンや季節性

インフルエンザワクチンはまだ供給体制が整わず、また予防的にタミフルを投与するには耐性インフルエンザ株の出現の危険性があるために躊躇される状況であった。

方　法　そこで、愛誠病院（東京都板橋区）の職員358人を補中益気湯を内服しない群（Group 1、179人）と内服する群に分けた（ツムラ補中益気湯2.5 g×2/日）。9月7日より投薬し、8週間観察期間とした。14人は薬の苦み、軽い下痢、倦怠感、顔面のむくみ、下肢の浮腫、頭痛があり1週間で中止した（Group 2）。103人は4週間の内服で終了（Group 3）。残りの62人が8週間内服した（Group 4）。観察期間中のA型インフルエンザはすべてH1N1と国立感染症研究所からは報告されていた。

結　果　A型インフルエンザと診断された人は、Group 1で7人、内服群では1人が感染したのみで、4週内服時に感染したのでGroup 3とした。内服群と非内服群で統計的有意差を認めた（group 1 compared with groups 2-4, $p<0.05$ by Mann-Whitney U test）。

考　察　補中益気湯の投与が新型インフルエンザ（H1N1）の発症予防に有効であった。2009年11月からは新型インフルエンザや季節性インフルエンザのワクチンが随時導入され、それ以後の2群の経過観察は重要性が少なくなった。漢方医学的におもしろいことは、1週間で内服を中止した14人も感染しなかったことである。これは約8％で通常の臨床で違和感を覚える頻度よりも遙かに高い。これは、14人が補中益気湯を飲むには十分に実証であり、だからこそ、その後インフルエンザに感染しなかったとも考えられる。実証とは漢方医学的に抗病力が高い状態であり、免疫力を高めると思われている補中益気湯には違和感を覚えることがある。

追　記　この臨床実験は予防投与であるため、医療保険は使用されず、各自の自己負担1200円の他はすべて研究費で補填された。

無効例の発表も

モダン・カンポウでは症状や処方から漢方理論も用いず、腹診などの漢方診療も行わずに処方します。オートマチックに処方するのですから、有意差がでないことも発生するでしょう。でもそんな研究を集めるのも決して無意味ではないと思っています。オートマチックに処方するには無効ということですから、漢方理論や漢方診療で有効群を選び出せば有効である可能性があります。

腰椎麻酔後の頭痛に対する五苓散の効果の検討

はじめに 腰椎麻酔後に頭痛が生じることがあることはよく知られている。ほぼ全例で自然回復するが、まれに自己血パッチなどが必要とされることもある。また、漢方薬の1つである五苓散が腰椎麻酔後頭痛に有効であるという症例報告や臨床研究が散見される。そこで今回、下肢静脈瘤の手術を腰椎麻酔で行った患者に五苓散を投与し、五苓散の腰椎麻酔後頭痛の予防効果または頭痛の程度の軽減効果を調べた。

結論

五苓散（ツムラ⑰）	頭痛の頻度
投与群（n=79）	24.1%
非投与群（n=167）	13.4%

方法 愛誠病院下肢静脈瘤センター（東京都板橋区）で下肢静脈瘤の手術を腰椎麻酔で受けた患者を対象とした。1週間後の来院時に問診にて評価した。

結果 五苓散非投与では167例中23例（13.4％）に腰椎麻酔後頭痛が発生した。五苓散（1包、1日3回、食前7日）を手術直後より投与した群では79例中19例（24.1％）に腰椎麻酔後頭痛が発生した。予防投与

ゆえに無効であった可能性があったので、翌日の退院時に五苓散を渡し、少しでも頭痛症状が出れば内服するように指示した。その結果、83例中16例（19.3％）が頭痛を訴え、直後から五苓散を内服した。その重症度をVASスケールで判定したが、無処置群ではVASスケールの平均は2.47で、五苓散投与群ではVASスケールの平均は2.31とほとんど同じであった。

考察 五苓散投与群のほうが頭痛の発生頻度が高い理由は、あらかじめ患者に五苓散が有効かどうかを確かめるために飲んでもらうと伝えておいたためではないかと思われた。少なくとも、今回の臨床研究では五苓散に腰椎麻酔後頭痛の発症抑制効果はみられなかった。また、発症直後から五苓散を投与しても腰椎麻酔後頭痛の軽減効果もみられなかった。

RCT（ランダム化比較試験）の問題点

　漢方には味と匂いがあります。それと全く同じような味と匂いの対照薬は製造不可能です。しかし、最近の技術で味と匂いが似ている対照物をつくることはなんとかできるものもあります（識別不能性が担保された対照物）。またカプセルなどに入れて、投与すれば漢方か対照薬かは簡単に判別できませんが、ゲップをすればわかってしまいます。また、1日量7.5gをカプセルで内服するのも結構大変です。ですから、RCTはやってみたいがなかなかできない、ということになります。

　漢方薬の有効性をRCTで示せることは素晴らしいことですが、正しく漢方の魅力を説明しないと誤解を生じかねません。つまりRCTで有効となった漢方薬のみが健康保険として認められ、かつエンドポイントで有効性のあった効能に対してのみ保険適応とされかねません。適切な漢方薬に巡り会えば、乱暴な言い方をすれば、体全部が治るのです。そして漢方薬の薬価は、西洋薬剤に比べて約5分の1ですので、漢方薬を使用することは医療費の抑制につながるのです。

厚生労働省より再評価指定を受け GCP を遵守して行われた臨床研究（論文化）

① 便秘症に対する大黄甘草湯
② 通年性鼻アレルギーに対する小青竜湯
③ 気管支炎に対する小青竜湯
④ 感冒に対する小柴胡湯
⑤ 筋けいれん（肝硬変に伴うもの）に対する芍薬甘草湯
⑥ 高血圧随伴症状に対する黄連解毒湯
⑦ 運動不全型の上腹部愁訴（今で言う Functional Dyspepsia）に対する六君子湯
⑧ 過敏性腸症候群に対する桂枝加芍薬湯

　このうち、①と②の研究はすでに再評価結果通知により有効性が確認されたことが告知されています。⑦の研究はは実薬の1/40量、⑧の研究は1/20量を対照薬としており、それ以外は全て完全なプラセボが対照とされています（⑥の研究は剤型がカプセルです）。

　①〜⑦はプライマリエンドポイントで有意差が確認されています。8はプライマリエンドポイントの「最終全般改善度」で有意差が確認できていませんが、セカンダリーエンドポイントの腹痛では有意差がありました。

　現在、アメリカで大建中湯⑩の臨床試験が行われています。こちらは、匂いと味を真似て、識別不能性を確認して行われています。対照は偽薬です。

トラディショナル漢方もサイエンスを

　モダン・カンポウのフローチャート処方よりも、当然に昔の知恵に基づいたトラディショナル漢方が患者に適した漢方薬により早く辿り着きます。パターン認識で群分けして、アナログ的な感覚で、カードを切る順番を変えたり、または全く別のカードを持ってきます。ある意味、芸術的な処方方法です。しかし、芸術だと言い続けても、経験の成果だと説明しても、現代西洋医学の医師は信じないでしょう。トラディショナル漢方もサイエンスをすべきです。たとえば日本漢方では、腹診が大切と言われていますが、その根拠は何でしょう。できればサイエンスの視点から解析してみたいですね。その前に、腹診をしないときの処方が、腹診をすることでどれくらい変更されるかを知りたいですね。僕は腹診で処方が変更される率は10％前後です。腹診がとても大切で、腹診がなければ処方ができないという先生方は50％ぐらいは腹診で処方が変更されるのでしょうか。そんなこともまだはっきりと数値化されていません。

おわりに

　「最初から、有効な漢方薬に出会うことを期待しない」「漢方診療を行わない」「漢方理論を使用しない」「古典は読む必要はない」など、これまでの漢方の常識とはまったく異なったモダン・カンポウの考え方には驚いた人もいるでしょう。

　これは決して、いままでの漢方の伝統、トラディショナル漢方を軽んじているのではありません。素晴らしい漢方薬という引き出しを多くの西洋医に理解して頂き、そして実際に臨床に使用してもらうことが目的なのです。残念ながら、トラディショナル漢方が行えるようになってから漢方というカードを切るのでは、なかなか漢方が普及しません。それでは今の西洋医学で困っている患者さんの救済にならないのです。

　すべての病気を漢方で治療せざるをえなかった時代には、当然ながら急性期疾患も漢方で治療しました。急性期疾患では処方を誤ると患者は死亡することもあるでしょう。ですから、戒めるように「古典を読め」「漢方診療は必須だ」と言ったのです。当たり前のことです。しかし、モダン・カンポウは立ち位置がまったく異なります。現代西洋医学的治療だけでは困っている人を治したいのです。

　現代西洋医学の治療でだいぶよくなったけれど、もっとよくなりたい、残念ながら現代西洋医学の治療ではよくならない、また現代西洋医学では病気ではないと言われている、そんな人をひとりでも多く漢方エキス剤で治してもらいたいと思い、西洋医が短時間に効率的に漢方エキス剤を処方する方法を理解するための方法がこのモダン・カンポウです。ですから、モダン・カンポウで多くの患者さんに漢方エキス剤を処方し、そして漢方薬の素晴らしさを体感し、また漢方薬の打率の低さをある意味経験すると昔の知恵の素晴らしさを享受したくなります。その漢方処方の扉への第一歩を踏み出すための効率的な習得方法がモダン・カンポウです。

　実際に、このモダン・カンポウに従って帝京大学病院や愛誠病院漢方

センターで処方していますが、とても有用です。ともかく、漢方なんて胡散臭いという固定概念を捨てて、「西洋医学の限界」と「漢方の可能性」を納得し、漢方を体感して下さい。そして漢方を処方していけば、劇的にあなたの外来診療は変化するはずです。そしてあせらず、少しずつ、昔の知恵を理解していきましょう。昔の知恵を理解できるまでは漢方を全く使用しないのでは患者さんが不幸です。是非、臨床で役立ててください。そうしていくと、将来、あなたの外来診療に漢方はなくてはならないものとなります。先生方の西洋医としての人生も変わってしまうかもしれません。

　僕も、10年前までは漢方なんて不要だと思っていました。オックスフォード大学の博士課程に5年も留学し、移植免疫で学位を取り、サイエンスのど真ん中にいた僕にはまったく漢方は理解できない分野でした。でもセカンドオピニオンを本邦で最初に保険診療で行い、多数の患者さんの率直な意見を伺い、「西洋医学の限界」を感じ、そして運良く「漢方の可能性」に気がつきました。そして、素晴らしい師に出会えました。松田邦夫先生に出会い、漢方の素晴らしさに気づきました。正しい漢方の立ち位置が理解できました。僕の人生は漢方で変わりました。外科医はほぼ辞めて、サイエンティストと漢方で今は楽しく生きています。そしてモダン・カンポウを普及させたいと思っています。

　松田邦夫先生は常々、漢方は養生のひとつとおっしゃり、そしてご自身でも実践されています。スポーツジムに通い、トレーナーの指導の下に正しい運動を行っています。水泳もされています。僕も、師のすべてを真似ようと思っていますので、昨年からトレーナーの指導の下、スポーツジムで運動に励み、3ヵ月前より水泳を始めました。それまでにすでに漢方で体重を減らし、ウエストがスリムになり、花粉症がなくなり、薄毛が解消し、痔の軟膏のお世話になることがなくなりました。血圧も下がり、肩凝りもなくなり、熟眠感も増しました。ところが、昨年、運動を始めるときに行った体力測定で心肺機能は74歳でした。何度測定し直しても、74歳前後の値をジムのマシンは叩き出しました。その心肺機能が、1年間の適切な運動で30歳相当のものとなったのです。松田邦

夫先生がおっしゃるように漢方は養生のひとつで、漢方だけではやはり限界があるのです。

さて、小学校の低学年の頃、頻回に中耳炎を起こし、それ以降プールには一切入っていませんでした。つまり金槌です。それどころか水に顔をつけるのも嫌だったのですから。ところが、娘がプール好きなこと、また運動トレーニングの延長として、3ヵ月前から一念発起して水泳を始めました。やるからには上手になりたい。そんな思いで、いろいろと本を探していると、僕の思考を根本から変える本に出会いました。それが「カンタン・スイミング」（ダイヤモンド社）というタイトルの本でした。そして、わずか3ヵ月で、バタフライも含めた4泳法で25メートルが泳げるようになりました。もちろんなんちゃってバタフライですが、泳げなかった本人には驚天動地の感動です。思考の変化で、教え方の違いで、切り口の違いで、こんなにも進歩するものと実感しました。

以前から、漢方をわかりやすく西洋医に普及させることに努めてきたのですが、一気に霧が晴れるように本の概要が、そして書き方が決まりました。それが本書「簡単 モダン・カンポウ」です。

この本は明日から使える漢方薬シリーズの3巻目です。「本当に明日から使える漢方薬7時間速習入門コース」「フローチャート漢方薬治療」に続くものです。是非、3冊まとめて読んで下さい。この本を執筆するに当たり、大変にお世話になった株式会社ツムラの野村貴久氏に深謝申し上げます。また株式会社ウチダ和漢薬の海堀公彦氏に感謝申し上げます。新興医学出版社の林峰子氏に御礼申し上げます。

2011年6月吉日

　　　　　　　　　　　　　　　　　　　　　　　　　　新見正則

参考文献

1) 竹内慎司：誰でもラクに美しく泳げる カンタン・スイミング―効率的に泳ぐトータル・イマージョン（TI）スイム・メソッド．Terry Laughlin, ダイヤモンド社, 2008.
2) 松田邦夫, 稲木一元：臨床医のための漢方［基礎編］．カレントテラピー, 1987.
3) 大塚敬節：大塚敬節著作集 第1巻～第8巻 別冊．春陽堂, 1980-1982.
4) 大塚敬節, 矢数道明, 清水藤太郎：漢方診療医典．南山堂, 1969.
5) 大塚敬節：症候による漢方治療の実際．南山堂, 1963.
6) 稲木一元, 松田邦夫：ファーストチョイスの漢方薬．南山堂, 2006.
7) 大塚敬節：漢方の特質．創元社, 1971.
8) 大塚敬節：漢方と民間薬百科．主婦の友社, 1966.
9) 大塚敬節：東洋医学とともに．創元社, 1960.
10) 大塚敬節：漢方ひとすじ：五十年の治療体験から．日本経済新聞社, 東京, 1976.
11) 松田邦夫：症例による漢方治療の実際．創元社, 大阪, 1992.
12) 日本医師会 編：漢方治療のABC：日本医師会雑誌臨時増刊号108 (5). 東京, 1992.
13) 大塚敬節：歌集杏林集．香蘭詩社, 東京, 1940.
14) 三潴忠道：はじめての漢方診療十五話．医学書院, 東京, 2005.
15) 花輪壽彦：漢方診療のレッスン．金原出版, 東京, 1995.
16) 松田邦夫：巻頭言：私の漢方治療．漢方と最新治療13 (1)：2-4, 世論時報社, 東京, 2004.
17) 新見正則：本当に明日から使える漢方薬．新興医学出版社, 東京, 2010.
18) 新見正則：西洋医がすすめる漢方．新潮社, 東京, 2010.
19) 新見正則：プライマリケアのための血管疾患のはなし 漢方診療も含めて．メディカルレビュー社, 東京, 2010.
20) 新見正則：フローチャート漢方薬治療．新興医学出版社, 東京, 2011.

【著者略歴】

新見　正則（にいみ　まさのり）　Masanori Niimi, MD, DPhil, FACS

1959年生まれ	
1985年	慶應義塾大学医学部卒業
1993年～1998年	英国オックスフォード大学医学部博士課程留学
	移植免疫学で Doctor of Philosophy（DPhil）取得
1998年～	帝京大学医学部に勤務
2010年4月	愛誠病院（東京 板橋）漢方センター長

帝京大学医学部外科准教授，日本大学医学部内科学系統合和漢医薬学分野兼任講師，アメリカ外科学会フェロー（FACS），愛誠病院下肢静脈瘤センター顧問，愛誠病院漢方外来統括医師

専　門
血管外科，移植免疫学，漢方医学，労働衛生コンサルタント，セカンドオピニオンのパイオニアとしてテレビ出演多数．漢方医学は松田邦夫先生に師事．

著　書
下肢静脈りゅうを防ぐ・治す．講談社，2002．西洋医がすすめる漢方．新潮社，2010．本当に明日から使える漢方薬．新興医学出版社，2010．フローチャート漢方薬治療．新興医学出版社，2011．リラックス外来トーク術 じゃあ，死にますか．新興医学出版社，2011．じゃあ，そろそろ運動しませんか？　新興医学出版社，2011．iphoneアプリ「フローチャート漢方薬治療」新興医学出版社，2011

Ⓒ2011

8刷　2021年 8月13日
第1版発行　2011年 9月28日

本当に明日から使える漢方薬シリーズ③
簡単モダン・カンポウ
効率的に勉強する，画期的かつまったく新しい漢方勉強メソッド

（定価はカバーに表示してあります）

著者	新　見　正　則
発行者	服　部　治　夫
発行所	株式会社 新興医学出版社

〒113-0033　東京都文京区本郷6丁目26番8号
電話 03（3816）2853　FAX 03（3816）2895

印刷　三報社印刷株式会社　ISBN978-4-88002-824-8　郵便振替　00120-8-191625

- 本書の複製権・翻訳権・上映権・譲渡権・公衆送信権（送信可能化権を含む）は株式会社新興医学出版社が保有します．
- 本書を無断で複製する行為，（コピー，スキャン，デジタルデータ化など）は，著作権法上での限られた例外（「私的使用のための複製」など）を除き禁じられています．研究活動，診療を含み業務上使用する目的で上記の行為を行うことは大学，病院，企業などにおける内部的な利用であっても，私的使用には該当せず，違法です．また，私的使用のためであっても，代行業者等の第三者に依頼して上記の行為を行うことは違法となります．
- JCOPY〈（社）出版者著作権管理機構 委託出版物〉
  本書の無断複写は著作権法上での例外を除き禁じられています．複写される場合は，そのつど事前に，（社）出版者著作権管理機構（電話 03-5244-5088，FAX03-5244-5089, e-mail : info@jcopy.or.jp）の許諾を得てください．